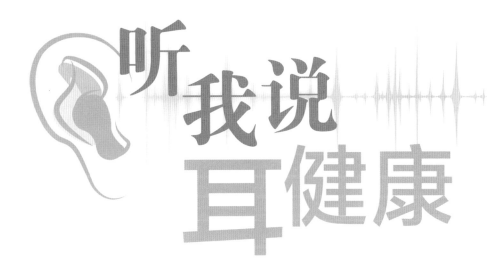

听我说耳健康

U0199470

主　编　王宁宇　杜晶艳

副主编　刘锦峰　闫占峰　张　娟

编　者（按姓氏笔画排序）

王　兴　王　晖　王宁宇　王宏艳　王彦君　王瑞芳

付　欣　刘　萍　刘明宇　刘佳星　刘锦峰　闫占峰

杜晶艳　李　欢　李晓婷　李嘉莹　辛忠海　张　娟

周　沫　郝青青　温晓慧　戴金升

绘　图　何晓霖　樊知桐

人民卫生出版社

·北　京·

图书在版编目（CIP）数据

听我说耳健康 / 王宁宇，杜晶艳主编 . —北京：
人民卫生出版社，2022.1
ISBN 978-7-117-32701-5

Ⅰ.①听⋯　Ⅱ.①王⋯　②杜⋯　Ⅲ.①耳科学 – 普及
读物　Ⅳ.①R764-49

中国版本图书馆 CIP 数据核字（2021）第 277610 号

听我说耳健康
Ting Woshuo Erjiankang

主　　编　　王宁宇　　杜晶艳
出版发行　　**人民卫生出版社**（中继线 010-59780011）
地　　址　　北京市朝阳区潘家园南里 19 号
邮　　编　　100021
印　　刷　　北京顶佳世纪印刷有限公司
经　　销　　新华书店
开　　本　　710×1000　1/16　印张：17
字　　数　　162 千字
版　　次　　2022 年 1 月第 1 版
印　　次　　2022 年 2 月第 1 次印刷
标准书号　　ISBN 978-7-117-32701-5
定　　价　　69.00 元

E－mail　　pmph @ pmph.com
购书热线　　010-59787592　010-59787584　010-65264830

打击盗版举报电话:010-59787491　　E-mail:WQ @ pmph.com
质量问题联系电话:010-59787234　　E-mail:zhiliang @ pmph.com

# 序言

习近平总书记曾经指出："科技创新、科学普及是实现创新发展的两翼，要把科学普及放在与科技创新同等重要的位置。"科研成果如果不能通过科学普及被广大民众所了解和应用，其作用就可能大打折扣，这一点在医学中尤其明显。现代医学早已不再局限于疾病发作时才实施干预，而是让人们在日常生活中了解医学知识，做到防患于未然。正因如此，医学科学普及工作变得尤为重要。

耳朵作为五官之一，是人感知世界的重要器官。世界卫生组织在 2021 年《世界听力报告》中指出，到 2050 年全球将有近 25 亿人面临不同程度的听力损失，占全球总人口的四分之一。如果不采取行动，将有 7 亿人需要依赖耳科治疗和听力康复服务。不仅如此，听力损失还将严重影响人们的沟通、学习、谋生能力甚至心理健康。

在此背景下，王宁宇教授专家团队经过多年努力完成了《听我说耳健康》一书，归纳总结了耳朵相关常见疾病的病因、症状、检查治疗方法以及注意事项，全书语言风格通俗诙

谐，以小故事的形式将枯燥的医学知识准确、易懂地传递给读者，真正做到了科学严谨、专业性强、可读性好。

健康是人类追求的终极梦想，医学是提高全民健康、实现中国梦的重要组成部分。推动医学科学普及工作，传播健康知识，引导大众树立健康理念，提高科学防病意识和能力等，需要医务工作者的积极参与和热情投入。随着人们健康意识的提高以及网络和自媒体的飞速发展，医学科普的发展也迎来了春天，欢迎更多同道投入到我们共同的事业中来。《听我说耳健康》是医学科普百花园中的一隅，在满园春色中，一定会飘散出独有的芬芳。

首都医科大学附属北京朝阳医院　副院长
中国医师协会医学科学普及分会　会　长

郭树彬

2022 年 1 月

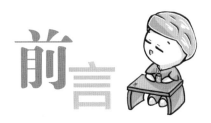

前言

我们为什么要做医学科普？为什么医学科普很重要？

理由可能一箩筐，从大处说，是响应国家号召，普及科学知识，提高国民素质。但我更愿意从临床医生的角度去思考这个问题。从我的父母到我自己，加起来已有七十年的行医经历，在此期间，医学进步日新月异，疾病的治愈率今非昔比，可是每天面对的患者并没有减少。这其中有很多原因，也有很多亟待解决的问题，本书所涉及的医学科普知识就是需要格外重视的一个领域。只有做好医学科普工作，才可以从根本上减少疾病的发生、提高疾病诊治的"三早"，以达到延长寿命、快乐生活的终极目的。

医学科普与医学救护相辅相成，是医务工作者悬壶济世、护佑众生的两大利器。但作为医学与传播学的跨学科实践，医学科普内容不好写，写深了容易变得枯燥、乏味，让不学医的读者难以看懂。写浅了专业人士又不认可，尺度很难把控。非常欣慰本书的主编之一，杜晶艳老师多年来一直致力医学科普工作，投入了大量的业余时间，本着"科学、易懂、实用、趣味"的原则，希望让大家关注健康，养成良好的生活习惯，尽量减少导致耳部疾病的人为因素，从根本上减少疾病发生、提高疾病诊治效率。在此基础之上，我们邀约一众富有爱心、乐于奉献的医护人员，在中国医师协会医学科学普及分会和北京济声科技有限公司的大力支持和无偿援助下，历时半载，终于付梓印刷。

本书是耳、鼻、咽喉、头颈四本科普系列图书的第一本，所讲述的经典病例都源自我们日常的工作，希望对广大读者朋友们的健康有所裨益，为医学科普事业尽一份力量。

国际耳内科医师协会中国分会　副 主 席
中国老年医学学会耳科学分会　副 会 长
中国医师协会医学科学普及分会
耳鼻咽喉头颈外科专业委员会　　主任委员

王宁宇

2022 年 1 月

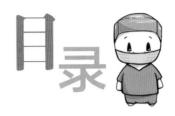

目录

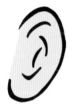

带您了解 耳朵的秘密

耳朵也 需要休息

晕晕的
就诊

耳痛的
就诊

摆脱
耳鸣的烦恼

想不到的
耳科疾病

助听器的
那些事儿

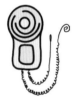

人工
耳蜗

带您了解
耳鼻咽喉头颈
外科的常见检查

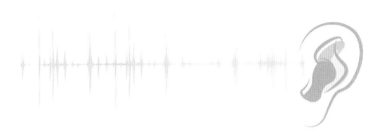

耳，司听之官，又为平衡之器官也。

　　从出生的那一刻起，耳朵就一直伴随着您，陪着您一起成长，一起经历喜怒哀乐，一起聆听世间所有的声音。可是有一些人因为先天原因或是后天疾病所致，失去了聆听的权利，严重影响了生活质量，甚至毁掉了一生。

带您了解
耳朵的秘密

谜一样的听觉器官
——耳朵

众所周知，人体感觉包括视觉、听觉、味觉、触觉和嗅觉，我们的耳朵排名老二，重要性可想而知。耳朵所获取的信息量占人体所有信息量的 11%，是我们与自然界互通的桥梁，更是我们倾听大千世界、宇宙万物的接收器。

耳朵，既简单又复杂。

通常我们所说的"耳朵"，指的是我们头颅两侧的那个"耳廓"，也就是歇后语中"聋子的耳朵——摆设"的那一部分。其实，它只是完整耳朵的一部分。那么究竟什么是完整的耳朵呢？打个比方吧，《封神演义》您看过吗？那里边的"顺风耳"所指的就是我们完整意义上的耳朵了。

下面让我们一起去了解一下这个精密的器官吧。

耳朵，从外到内分为外耳、中耳和内耳。如果我们把耳朵比作一个房间，那么从外到内，依次是"门面"——耳廓、"走廊"——外耳道，"客厅"——中耳和"卧室"——内耳。

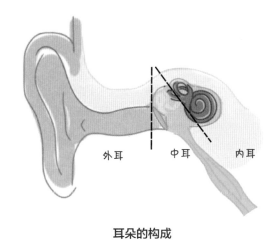

外耳　　　　中耳　　　内耳

耳朵的构成

先说我们的"门面和走廊"——外耳吧。外耳由耳廓和外耳道组成。耳廓俗称耳朵，耳廓上面的每一道沟壑都有专属的名字。耳朵可不单单是一个陪衬，它的主要作用是收集声波、定位声源。除此之外，还有将声波稍稍放大的作用。

自古以来，人们赋予耳朵很多社会和心理的寓意。相传三国时期的刘备就是一个大耳垂肩、双手过膝的人，传说这样的人都是有帝王之相的有福之人。还有人说耳垂出现皱褶说明心脏不好，等等。其实，传说只是传说罢了，没有多少科学依据，不值得提倡。

再往里走就是我们的"客厅"——中耳。它的主要作用是将声波振动的能量传给内耳。别看中耳容积仅有 1 ～ 2ml 这么少，却包含了骨头、血管、肌肉及神经等结构，可谓是"五脏

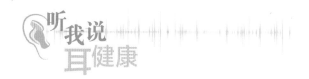

俱全"。鼓膜，是分隔外耳道和中耳的主要结构，起着放大声音、防止异物和细菌等进入中耳腔的作用。

中耳腔内有我们人体最小的骨头——听小骨，它由锤骨、砧骨和镫骨组成，三块骨头勾连成链——听骨链。听骨链可传递声波震动，并将声压放大 22 倍传入内耳。这就部分解释了为什么即使很微弱的声音，也会被我们所感知。

再悄悄告诉大家个秘密，能够使我们表情丰富、传达喜怒哀乐的面神经也隐藏其中。另外，中耳腔与我们的大脑颞叶和小脑只有一墙之隔，一旦有炎症破坏中耳乳突及颅底的骨质时，细菌便可沿着破损的颅底骨质进入颅内，引发脑膜炎、脑脓肿等颅内感染性并发症，危及生命。

所以，千万不要对自己的中耳炎听之任之，任其发展，及早治疗才是关键。

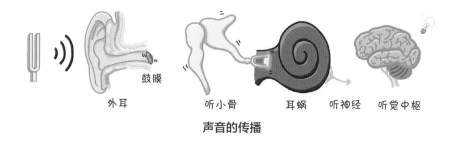

声音的传播

最后进入我们的"卧室"——内耳。内耳是人体较为复杂的器官之一，也被称为"迷路"。它的形状貌似蜗牛，掌控着我们人体的听觉和平衡觉。前方的结构形如蜗牛壳，因此得名"耳蜗"。耳蜗肩负着将声信号转为电信号并传至中枢的任务。后方的三根"蜗牛触角"叫"半规管"，它们相互垂直，管控三维空间的感觉，掌握着人体的平衡。比如，当您坐过山车闭眼尖叫时，是半规管让您感受到是否头朝下。接下来连接耳蜗和半规管的中间结构，犹如院落前的门庭，故称之为"前庭"。比如，当您在高速公路上踩下油门，准备加速的时候，前庭会让您感受到汽车是否如您所愿开始加速；当然，刹车的时候前庭也会让您感受到汽车是否在减速。

半规管感受三维空间的加减速，前庭感受直线上的加减速。

内耳，被外骨和内膜两层组织所包裹，膜性结构内还有液体，里面泡着头顶纤毛的毛细胞和它的朋友——支持细胞。在支持细胞的帮助下，毛细胞随着液体波动将动能转化为电信号。可能这样说大家不好理解，举个例子吧：石头落入湖面引起水波震动而出现的层层涟漪就类似于内耳淋巴的波动，所不

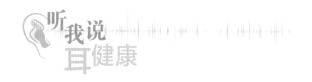

同的是，内耳淋巴波动是由听骨链震动引起，与石头无关。当内淋巴液出现"涟漪"、毛细胞纤毛随之摆动时，就会诱发毛细胞的动作电位，产生电信号，该信号一路向上传递到大脑，就产生了听觉。所以，电信号转化对我们产生听觉和调节平衡起着重要的作用。平衡觉和听觉之间的关系非常密切，所以在临床上有些患者出现平衡障碍时，常常也伴发听觉障碍。

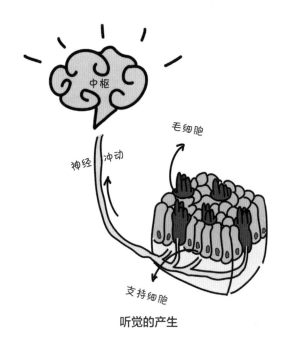

听觉的产生

至此，这个一室一厅的"房间"我们就参观完了。听完我的介绍，大家是不是对这个空间小、结构复杂的耳朵产生了浓厚的兴趣呢？接下来让我带您一起继续解密我们的听觉器官——神奇的耳朵吧！

探索耳朵的功能

曾经有人做过这样的心理学试验，将受试者分为两个小组，一组受试者被蒙住眼睛，看不见东西；另一组受试者被堵住耳朵，听不见声音，猜猜哪一组可以坚持的时间更久？

试验结果表明，最先崩溃的竟然是堵住双耳的那组人！这样的结果令人不禁怀疑，声音对于我们的生活真的有这么重要吗？科学家们推测，造成此现象的原因，可能是因为蒙住眼睛人们可以用手去感知身边的一切；但是，如果听不见声音，就无法与人交流，可能会让人产生被整个世界遗弃的错觉，从而引发人的焦虑和抑郁。这个试验又一次证明了耳朵的重要性。

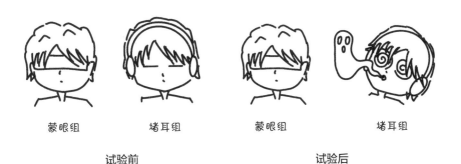

蒙眼组　　　　　堵耳组　　　　　蒙眼组　　　　　堵耳组

试验前　　　　　　　　　　　　试验后

蒙住眼睛和堵住耳朵的试验

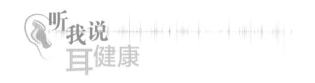

譬如在日常生活中，当人们说起"文化"这个词，自然会想到有知识和有涵养；说起大熊猫，自然会想到黑白相间的颜色。同理，说起耳朵，人们第一个想到的就是听声音。其实耳朵还有另一个不为人周知的功能，那就是**平衡功能**。要知道，我们之所以能够行走自如，不会像醉汉一样东倒西歪，很大一部分原因是我们的身体有良好的自我平衡能力。

前面我们已经说过管理平衡的器官是前庭和半规管。前庭由球囊和椭圆囊组成，主要感受直线的加速和减速运动。半规管由上半规管、后半规管和外侧半规管组成，主要感受旋转运动。当这些器官出现问题时，人体就会出现旋转感、晃动感，称为眩晕。至于眩晕会由哪些疾病引起，后面我们会再详细介绍。

除此之外，耳朵还是我们上呼吸道的一部分。可能有些人困惑了，上呼吸道应该是口腔、鼻子、咽喉，没听说过耳朵也在此列呀？我之所以这样说，是有科学依据的。在中耳和鼻咽部之间存在一条细长弯曲且位置隐蔽的管道，医学上称之为"咽鼓管"。成人的咽鼓管全长约35mm，最窄处仅1mm。正常情况下，咽鼓管处于封闭状态，当人们做张口、吞咽、打呵欠、唱歌等动作时，借助周围肌肉的作用，咽鼓管会开放，起到调节中耳内外压力的平衡作用。

在临床上有很多上呼吸道感染的患者会继发中耳炎，就是因为上呼吸道的感染灶会顺着咽鼓管逆行至中耳，从而引发中耳炎。这些原理其实在我们的日常生活中一直被我们所用，譬如说家里有了小宝宝，老人在教您如何抱孩子、喂奶的同时，一定还会告诉您，孩子吃饱后不能平卧，一定要把孩子竖直抱起来，拍嗝后才能让宝宝平躺。这个行为可以用医学术语来解释，小儿的咽鼓管相对于成人短而宽，而且呈水平位置，因此在喂奶不当引起呛咳后，奶汁等也易通过咽鼓管流入中耳，引起中耳炎。

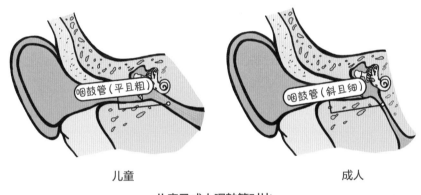

儿童　　　　　　　　　　　　　　成人

儿童及成人咽鼓管对比

有人会问，如何知道自己的咽鼓管功能好不好呢？

很简单，我来教您做一个动作，答案就揭晓了。首先用手捏住您的两侧鼻孔，屏住呼吸，然后用力鼓气，如果听到两个

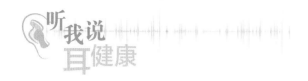

耳朵内都各自出现"砰"的声音，证明您的咽鼓管是通的，否则可能出现了异常。这种方法临床上我们称之为"瓦尔萨尔法（valsalva method）"。

以上所介绍的耳朵的功能，其实只是一小部分，要想更深入地了解我们的听觉器官，还需要您接着阅读。

提醒大家，在日常生活中，当您的身体出现以下症状时，需要引起注意，建议您到医院做进一步检查。

1. 明确的听力下降。
2. 在嘈杂环境中分辨别人谈话的内容很困难。
3. 与他人交谈时，觉得别人说话含混不清。
4. 家人说您说话大嗓门了。
5. 发现自己最近答非所问了。
6. 出现类似蝉鸣音或嗡嗡声的耳鸣。
7. 牵拉耳廓时出现疼痛。
8. 耳朵流水或是有异味。
9. 面瘫。
10. 眩晕。

声音是如何
传入我们耳朵的呢

众所周知，虽然我们看不到声音的传播，但却能够听到声音。那么声音是如何产生的呢？举个例子，当您说话的时候，把一只手放在喉部，您的这只手就能感受到振动。再比如说，当您用手去阻止琴弦发声时，手指也能感知到振动的琴弦。这说明声音是由物体振动产生的。

什么是声音？

声音是我们耳朵所感受到的物体振动产生的声波。声波的频率、谐波等决定了声音的特征，也决定了它听起来是浑厚还是尖细。声波的振幅则决定了声音的大小，振幅越大，声音也就越大。

我们是如何听到声音的呢？

在上文中我们说过，声音通过外耳聚集四面八方的来声，将其传至鼓膜，鼓膜带动听小骨一同振动，之后通过前庭窗，将振动传达至内耳，转换成电信号，最终由神经传送到大脑，

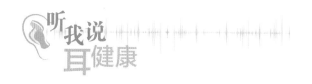

在中枢解码,感知声音以及这个声音代表的意义。

声音的传播途径主要有两种,一种是气导传播,也就是上面所介绍的传播途径。还有一种"抄近路"的途径,就是骨导传播,顾名思义,它是直接通过颅骨传导声音直达内耳。但大家要知道,人类90%使用的都是气导的传播方式。譬如日常生活中我们佩戴的传统耳塞式耳机,就是通过这个途径传导声音的。

戴过耳塞式耳机的人都有过这种苦恼,长时间使用耳机会使耳朵发疼,有时甚至还会损伤外耳道,让人苦不堪言,对这种耳机是又爱又怕。现在好了,随着科技的发展,很多年轻人不再使用耳塞式耳机,取代它们的是骨传导耳机。骨传导耳机的优点既防止了耳痛等不适的发生,又可以让双耳一直保持敞耳状态。

临床上的音叉是用来检查什么的?

医生在临床上通过音叉可以初步排查导致听力下降的原因。音叉测试的方法有很多,原理也较为复杂,这里和大家简单说明一下。首先假设气导传送到内耳以前的部分称为"A路",骨导传送到内耳以前的部分称为"B路",内耳到大脑的路径称为"C路"。当我们将振动的音叉放置到耳道口,就可以模拟气导途径，也就是 A+C 路。若将音叉放置到耳后颅骨上，就可以模拟骨导途径，即 B+C 路。如果我们测试 A+C 路传导异常，但 B+C 路的传导正常甚至更好，就初步判断 A 路可能出现了问题。

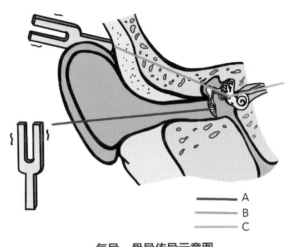

A
B
C

气导、骨导传导示意图

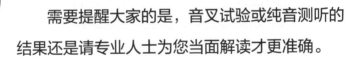
需要提醒大家的是，音叉试验或纯音测听的结果还是请专业人士为您当面解读才更准确。

通过以上讲解，相信您对我们的听觉器官是如何听见声音的有了一定了解。在整个过程中虽然我们没有亲眼见到声音的传播，但声音确是存在的。

一封来自鼓膜的
"自白书"

嗨，大家好！我叫鼓膜，小名叫耳膜。我就像神话故事中的门神一样守卫着我们的中耳及内耳。我会把外耳和中耳隔开，防止外界的细菌、异物等侵入中耳。当声音由外耳道传入后，我还会随之产生振动，将声波传进中耳。

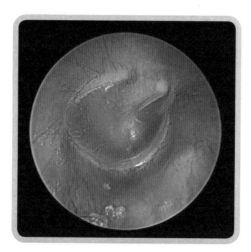

正常鼓膜图

什么是鼓膜？

我就是您在耳内镜下看到的那个半透明、椭圆形的薄膜，我身高约 9mm，体宽约 8mm、厚度仅有 0.1mm。我的总面积大约 85mm^2，接近成人的小指甲盖那么大。别小看我这小小的薄膜，我在声音的空气传导中起着重要作用。我的上半部分叫"松弛部"，下半部分叫"紧张部"。在我的全身还分布着很多丰富的神经和血管，所以当您不小心碰到我时，我会很痛。

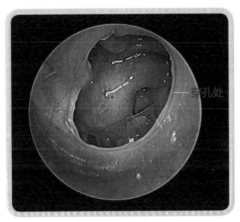

穿孔处

鼓膜穿孔

有人会问，什么情况下会导致鼓膜穿孔？

那原因就多了。在小孩身上常见的原因是呛奶后奶汁逆行感染引起急性中耳炎，严重后会化脓，脓液腐蚀会造成鼓膜穿孔。

成人穿孔的原因就更多了。比如，不久前的一位患者，在电焊时金属屑矿渣溅入耳道，造成鼓膜穿孔。临床上有因为掏耳朵发生意外导致穿孔的；有强烈水柱或气流喷射至耳内造成

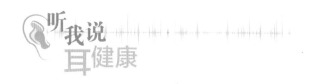

穿孔的；有化学腐蚀剂进入耳内被腐蚀造成穿孔的；有被放炮的响声震破的；有被人一个耳光打破的；有人坐飞机因为空气压力变化造成穿孔的；甚至还有情侣因为亲吻造成穿孔的。

是不是听起来难以置信，但这些都是真实存在的。

总之，临床上鼓膜穿孔的原因五花八门。正如当下的一句时髦话"意外和明天不知哪个先到"，所以，在此提醒大家珍爱耳朵，远离那些容易导致意外的因素。

假如鼓膜穿孔了，该怎么办？

当您的耳朵出现疼痛、流脓流血、耳鸣或听力下降等情况时，建议您前往正规医院的耳鼻咽喉头颈外科就诊，医生会根据您的病情，进行相应的专科检查（比如耳内镜、纯音测听，必要时须做颞骨 CT 等检查，主要是明确中耳乳突内是否存在问题）。

当确诊为鼓膜穿孔时，您也不用过于紧张，因为一般小的外伤性穿孔在没有感染的情况下，3～4 周内是可以自愈的。如果在这期间发生了感染，那就需要您及时就医，医生会根据病情给予用药和治疗。即使 3～4 周后鼓膜穿孔没有愈合，您也不用担心，在炎症控制后还可以择期手术来修补鼓膜。

在鼓膜穿孔还没有愈合之前，应该如何保护鼓膜呢？

这段时间切记不要游泳，洗澡、洗头时防止耳朵里进水引发感染。同时要预防感冒，鼻子不通气时，尽量不要做擤鼻、鼓气的动作。

日常生活中应该注意些什么来防止鼓膜损伤呢？

首先，平时不要自己掏耳朵，尤其不要用挖耳勺、发卡等锐器掏耳朵。其次，周边有人放炮时尽量躲远点，以防受伤。

好了，鼓膜的自白结束了。

"油耳"是病吗

有人说，油耳是病，得治！有人说，油耳会传染给其他人，还会遗传！有人说，油耳的人都有狐臭！还有人说，油耳是好事，它可以防止耳朵发炎！究竟这些说法都对不对呢，下面我们一起看看吧。

说油耳之前，先问大家一个问题，您知道为什么我们的皮肤光滑又有弹性吗？

我们的皮肤之所以光滑富有弹性，其中最主要的原因是皮肤会分泌一种皮脂腺，皮脂腺分泌的皮脂可以滋润皮肤和毛发，防止皮肤干燥。

接下来再和大家讲一下耵聍是怎么形成的。

外耳道的皮肤与普通体表皮肤有所不同，它分为外侧的软骨部和内侧的骨部，外耳道软骨部的皮肤富有毛囊和特殊的皮脂腺，这种特殊的皮脂腺分泌耵聍液，称为"耵聍腺"。它分泌的耵聍液呈淡黄色，油脂状，味道微苦，具有一定的抗炎杀菌作用，对外耳道皮肤起着重要的保护作用，当耵聍液干燥以后就形成了我们常说的"耳屎"，也就是干性耵聍。有一小部分人的耵聍腺分泌旺盛，外耳道里常常会有一种淡黄色油状液体，这就是油性耵聍，俗称"油耳"。这是一种生理现象，不是耳朵流脓。绝大多数人的耳屎会随着咀嚼、打哈欠等动作，自行排出来。

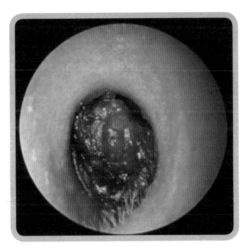

油耳示意图

知道了油耳的来历，下面我们就来解答上面的问题。

油耳真的会遗传和传染吗？

首先，油耳确实与遗传因素有关，比如说如果父母双方都是油耳，子女是油耳的概率会更大，如果父母双方都不是油耳，子女是油耳的概率就会很小。

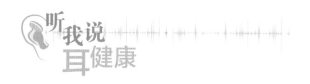

油耳是绝对不会传染的，所以大家不要担心这一点。一般来说，黄种人干性耵聍多，而白种人、黑种人则多为油耳，主要因为他们的耳朵油脂分泌比较旺盛。

油耳的人都会有狐臭吗？

油耳与狐臭确实有着密切的关系。国内外研究结果一致认为，油耳的人在青春期多有狐臭。那是因为它们都是由同一染色体上的基因突变所致，所以它们之间有必然联系是正常的。

油耳的人耳朵不容易发炎吗？

不是的，其实无论是干耳还是油耳，它们所分泌的耳屎在我们的外耳道皮肤表面都会形成一层酸性保护膜，抵抗细菌和病毒的侵害，防止耳朵发炎。

油耳的人平时应该注意什么？

油耳的朋友们一定都有这样的苦恼，担心它们会自己流出来影响我们的形象。其实，大家也不要太焦虑，它的清理和干性耵聍没有太大区别，最多用棉签把外耳道口上过多的油性耵聍擦掉就可以了。当耳屎完全堵塞外耳道时，出现听力下降、耳闷、耳鸣和耳部不适等耵聍栓塞的症状，就需要去医院耳鼻咽喉头颈外科就诊，在医生帮助下清理了。

　　总之，无论是干性耳屎还是油性耳屎都是耳屎，对于我们的耳朵来说都是最好的天然屏障，没事大可不要去"骚扰"它。

不要再掏您的耳朵了，
小心引起颅内感染

文章起这个名字，并不是为了做一个标题党吸引您的眼球，更不是危言耸听吓唬您，真的是因为有些朋友因为看了网上的一篇报道被吓到了，纷纷向我咨询，想核实一下事情的真假。

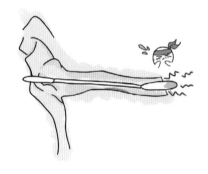

用棉签掏耳朵

据相关报道，一名37岁的女性，每天有用棉签掏耳朵的习惯，在一次掏耳朵之后，她感到耳内疼痛和不适，同时耳内有褐色的分泌物排出，并且她感觉听力也下降了。这种状态大概持续了一段时间，直到有一天她的耳朵疼痛难忍，并且出现了高热，家人急忙把她送去就医。医生为她做了 CT 检查和听力测试，结果显示：她是因为细菌感染，导致听力下降，细菌已经"吞噬"了她耳后的骨头，出现了可怕的颅内感染，病情已经危及生命。而导致这一切可怕后果的罪魁祸首竟是小小棉签上的棉纤维。

掏耳朵居然差点要了她的命，是不是挺可怕的，那耳朵到底该不该掏呢？为什么这位女士掏耳朵会引发颅内感染呢？

首先，自家掏耳的工具千差万别，其本身就带有各种细菌。其次，在耳屎较硬的情况下，如果强行取出，很容易把外耳道的皮肤划伤，细菌就会趁机进入引发感染，导致外耳道发炎，甚至流脓和耳痛。再次，由于耳朵与脑组织距离很近，当出现严重的外耳道感染、中耳炎时，炎症容易向上蔓延，引起化脓性脑膜炎、脑脓肿等并发症。

这里还要提醒本身就患有糖尿病的患者，您掏耳朵可能会引起一种叫作"坏死性外耳道炎"的疾病，它最常见的病因就是严重糖尿病患者由于掏耳朵引起外耳道感染。这个病会向周围组织扩散，引发化脓性脑膜炎等。

上文就强调过，大家要避免掏耳朵的行为，很多因为掏耳朵带来的意外都发生在一瞬间。更何况正常情况下耳屎在人进行咀嚼或者张口运动时是可以自行排出的。对于人体无法自行

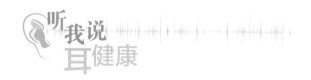
排出的耳屎，一般都是位置较深或者比较坚硬的，自行掏耳朵很可能将耳屎推入耳道的更深处，反而容易造成耵聍栓塞，引发眩晕、耳鸣、听力减退等不适，甚至还会损伤耳道内敏感组织，引发严重的问题。如果要掏耳朵，最好的办法就是到耳鼻咽喉头颈外科就诊，让医生借助器械将栓塞的耳屎取出。

有人会说了，我经常自己掏耳朵掏出血来，我也没管它，过几天自己也就好了，哪有你说得那么夸张啊？

首先，掏耳朵可以造成伤害是客观存在的。只能说您天天掏耳朵还不感染是幸运的，但我们不能把安全的希望寄托在幸运天天相伴上，您说是不是这个道理。

书归正传，掏耳朵可以引发颅内感染甚至威胁到人的生命，绝不是危言耸听，有事我们就去医院寻求医生的帮助，没事我们就不要自己乱掏耳朵了。

耳听八方，您是怎么知道的呢

每当我们要远行时，长辈最常叮嘱的一句话就是："出门在外，做人、做事都要'眼观六路、耳听八方'。"长辈们是想告诉我们，出门在外无论是做人还是做事都要多看多听，机灵点儿。这里我要问大家一个问题了，您知道古人为什么不说东、南、西、北四方，却说是八方吗？

在讲"耳听八方"这个问题之前，我们先来做个实验。假如您正在路上行走，忽然听到身后汽车喇叭响，您能判断出汽车距离您多远吗？您能分辨出它从哪个方向驶过来吗？如果您能很轻松地分辨出来，那么就能快速躲避危险，假如不能判断出来，很有可能因此受到伤害，甚至付出生命的代价。

这种能够准确地判断出声音来源位置的能力，叫声源定位能力。当然了更深奥的是声源定位的机制，比如说频谱特征、时间差、强度差、优先效应等，这些

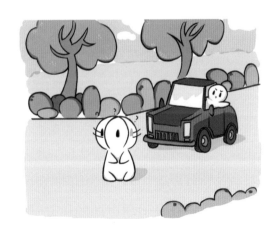

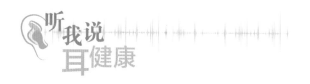

不属于我们健康科普的范畴，我就不多说明了。

声源定位的前世与今生

早在 100 多年前人类就开启了有关声源定位的探索。我国相关研究也可以追溯到 20 世纪 60 年代，目前涉及声源定位的领域非常广，包括声学、临床医学、生物工程学、机械工程、航空航天等。

虽然提到声源定位大家会有些陌生，但其实它早已渗透到我们的日常生活中，譬如电影院听到的三维立体声、工业领域里判断设备故障、军事领域里搜索目标物位置等，都用到了声源定位技术。在临床医学中，随着人工耳蜗、助听器等辅听设备的迅速发展，以及人口老龄化的加速，近 5 年来对声源定位的研究如雨后春笋般增多，双耳聆听、声源定位的重要性逐渐被挖掘和重视。世界卫生组织于 2021 年发布的《世界听力报告》中提出新的听力损失分级标准，其中也第一次涉及声源定位。

什么是声源定位能力？人耳是如何辨别声音方向的？

人耳对声源空间环境的判断，包括声源的位置、声源与听者的距离，以及运动声源的运动速度等。说白了就是当声波传入我们的左耳和右耳时，会有一个很细微的差别。人脑对这个差别作出判断，便能大致判断声音传过来的位置。如果有一只耳朵听力受损，两只耳朵的听力就会不一致，就可能无法正确地分辨声音的方向，从而会对听者的工作与生活带来困扰。

声源定位不好真的会给生活带来困扰吗？

答案是肯定的。好的声源定位能力可以帮我们快速锁定交流对象，明确声源位置，不至于迷失在环境噪声中。用通俗的话来说，当我们在会议大厅、酒吧等环境嘈杂的地方，好的声源定位能力，能够帮助我们准确判断出和我们说话的人是谁，从而不影响沟通。反之，不好的声源定位能力，会让听者无法准确锁定目标声音的来源，从而错过其所说的内容。

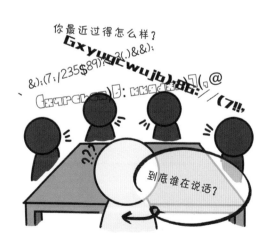

嘈杂环境中寻找声音来源

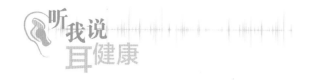

声源定位不好又该如何解决呢？

首先，我们知道声源定位的基础是双耳聆听。譬如说一个人双耳听力都下降了，但他只选择了单侧佩戴辅听设备（助听器、人工耳蜗），这种单耳聆听的患者往往都不具备良好的声源定位能力。

他们在测试中，会主观认为所有声音均来自听力较好的那侧耳朵，对声源方向没有判断能力。他们在安静环境下可以与人很好地交流，但是在嘈杂的餐厅、拥挤的车站、车水马龙的道路等噪声环境中，对声音来源的识别能力就会明显下降。

在这种单侧聋或是双耳听力不对称的情况下，我们就需要采取一些辅助听力的干预措施，来使我们的双侧听力达到平衡。

耳朵也
需要休息

月亮不睡你不睡，
你是突聋的小宝贝

随着生活节奏的加快，年轻人的压力越来越大。如果你除了工作加班，还经常通宵打麻将、玩游戏，聚会唱歌到天亮……每天过着月亮不睡你不睡，昼夜颠倒的潇洒生活，那你可要当心自己成为突发性聋（简称"突聋"）的小宝贝了！

什么是突聋?

根据 2015 年中华医学会发布的《突发性耳聋诊断和治疗指南》，突聋是指 72 小时内突然发生的，原因不明的感音神经性听力损失，它在听力图上表现为至少相邻的两个频率听力下降不小于 20dB HL。

> **知识点**
>
> dB 代表分贝，表示声音的强度。HL 代表听力级（hearing level），常用于纯音测听中衡量听力损失的程度。
>
> 0dB HL 表示听力正常的年轻人刚刚能听到的特定频率的声音信号。

正常人的听力范围为 0 ~ 25dB HL，对于听觉极为敏感的一部分人来说，也可能为负值。这样说可能还是觉得不好理解，举个例子吧。

树叶的沙沙声，相当于 10 dB。

轻声细语以及安静的夜晚，相当于 20 dB。

冰箱的噪声，相当于 40 dB。

超过 50 dB 的声音就会影响我们的休息。

汽车鸣笛的声音，相当于 70 ~ 90 dB。

酒吧的噪声，相当于 90 ~ 110 dB。

人体在接受 70 dB 以上的声音时就会觉得吵，超过 100 dB 的声音就会觉得难以忍受了。

接下来书归正传，说说我们的主题——突发性聋。

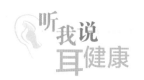

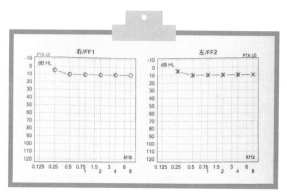

正常听力图

　　上面的图，已经告诉我们正常人的听力图是什么样子，接下来带大家看看异常的听力图。临床上根据听力损失累及的频率和程度，突发性聋又分为低频下降型、高频下降型、平坦下降型和全聋型。

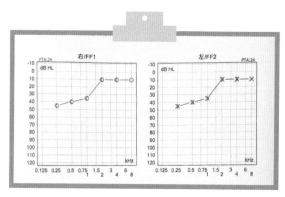

低频下降型

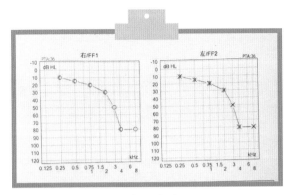

高频下降型

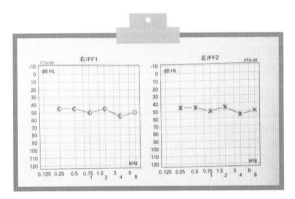

平坦下降型

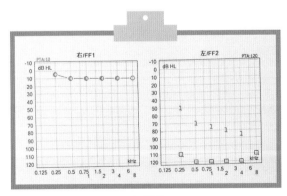

全聋型

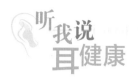

什么原因会导致突发性聋?

突发性聋的病因和病理生理机制尚未完全阐明。但在临床实践中我们发现,突聋和我们的生活作息密切相关。当一个人在连续工作彻夜不眠、精神压力大、情绪波动大、生活不规律、睡眠障碍的情况下,就有可能引发此疾病。

除了以上引起突聋的诱因,我们还发现它的发病和一些血管性疾病有关;另外,当身体被病毒感染(如感染流行性腮腺炎病毒或风疹病毒),内耳也会出现血供障碍,从而引起突发性聋;再有一些自身免疫性疾病,如颞骨动脉炎、系统性红斑狼疮、结节性多动脉炎等都与突发性聋有关。

发病机制

➢ 内耳血管痉挛

➢ 血管纹功能障碍

➢ 血管栓塞或血栓形成

➢ 膜迷路积水以及毛细胞损伤等

突发性聋的发病机制

患了突发性聋会有哪些临床表现？

1. 突然发生的听力下降。

2. 耳鸣（约 90%）。

3. 耳闷胀感（约 50%）。

4. 眩晕或头晕（约 30%）。

5. 听觉过敏或重听。

6. 耳周感觉异常（全聋患者常见）。

7. 部分患者会出现精神心理症状，如焦虑、睡眠障碍等，影响生活质量。

给大家分享一个病例，41 岁的王女士最近工作压力很大，经常熬夜加班，生活没有规律，整个人疲惫不堪。今天起床后她突然发现自己的左耳听不见声音了，赶紧来医院就诊，检查后确诊为"突发性聋"，经过积极的治疗，一周后王女士的听力恢复了正常。

突发性聋的疗效分级

1. **痊愈** 受损频率听力恢复至正常，或达健耳水平，或达此次患病前水平。

2. **显效** 受损频率听力平均提高 30dB 以上。

3. 有效　受损频率听力平均提高 15～30dB。

4. 无效　受损频率听力平均提高不足 15dB。

突发性聋的预后如何？

1. 低频下降型预后较好，全聋型和高频下降型预后较差。

2. 对于病程长、就医晚、听力损失程度重的患者，预后比较差。

3. 发病一开始就全聋或是接近全聋者，预后差。

4. 伴有眩晕的全聋型预后也不是很理想。

在临床上，经常会看到因为工作忙，错过最佳治疗时间的年轻人，他们最终的治疗结果都不是很满意。在这里，我也想提醒大家，耳朵出现听不清、耳鸣、耳闷和眩晕时，千万不要掉以轻心，认为自己是"上火"了，一定要及时就诊。

突发性聋应该如何治疗？

突发性聋主要治疗，包括口服糖皮质激素或静脉输液，同时给予增加内耳血液循环和改善神经营养的药物，必要时还需辅助针灸和高压氧治疗。一个疗程需要 10～14 天，疗程结束后再次复查听力，评估治疗效果。

根据致病原因及疾病类型的不同，治疗效果具有一定的个体化差异，有些患者听力可以完全恢复正常，或是恢复到患病前的听力水平，有些患者的听力得到部分提高，但也有的患者听力没有明显变化。

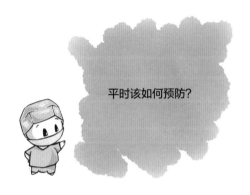

平时该如何预防？

其实只要避免以上提到的各种诱因就可以大大减少疾病的发生。做到劳逸结合，保持心情舒畅，注意用耳卫生，增加机体抵抗力，预防感冒即可。患有高血压、高脂血症及糖尿病等全身慢性疾病的患者，还要注意控制基础病，同时避免使用耳毒性药物。

最后，需要向大家再次强调，如果突然发现自己听力不如以前，绝不要掉以轻心，一定要及时来医院哦！

长期单侧耳聋、耳鸣
——警惕听神经瘤

先来说个真实案例，我的朋友小张，前几天给我打电话说："右耳这段时间总是响个不停，听力也越来越差。"开始他以为是太累造成的，休息休息就好了。没想到 3 个月过去了，他右耳的耳鸣越来越厉害，响的他整个人都很焦躁。听了他的描述，我建议他抓紧时间到医院来看看。来医院后做了听力检查，发现他右耳听力确实有明显下降，于是便先以突发性聋给予治疗，同时又为他预约了内听道磁共振成像。他的疑问随之而来："为什么诊断了突发性聋，还要为我做核磁检查呢？这不是多此一举吗？"

这是为什么呢？

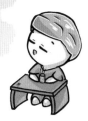

首先，这可不是多此一举的检查。要知道在临床上，引发单侧耳聋的疾病有很多，其中就有听神经瘤。部分听神经瘤患者最初的临床表现就是单侧听力下降，这类患者往往被当作突发性聋治疗，因为没有进一步的排查，可能会引发听神经瘤越长越大，如果患者出现面瘫和中枢神经受压的表现，那就很危险了。

接着说我们的小张，非常不幸，他的内听道磁共振成像结果提示：右侧听神经瘤。看着报告单他也傻了："自从输液治疗后我感觉好多了，怎么会是听神经瘤呢？这个肿瘤不会是恶性的吧？接下来该怎么办呢？"

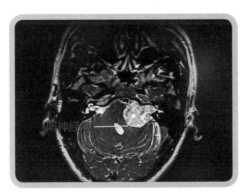

听神经瘤检查图

听神经瘤是恶性肿瘤吗？它是从哪里长出来的？

首先，可以肯定地告诉您，听神经瘤是良性肿瘤，大多来

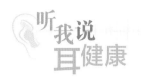

自前庭神经鞘膜，所以又叫前庭神经鞘瘤。听神经瘤多见于30～60岁的成人，生长速度一般比较缓慢。

听神经瘤患者会有哪些临床表现？

这与瘤体的大小和位置有关。听神经瘤较小时主要表现为单侧耳鸣，类似汽笛声、哨音、蝉鸣音、轰鸣声等多种声音，多持续存在。大多数患者还会出现轻度的不稳感或瞬间的头晕，因为不明显所以常被患者忽视。随着疾病的发展，有的患者还会出现耳内压迫感、恶心、呕吐等症状。

肿瘤一旦长大将会引发什么后果？

要说明这个问题，就再给大家举个例子吧。4个多月前王阿姨突然感到全身乏力，走路步态也不稳，家人都以为她中风了，急忙送来医院，在神经内科看病后医生说是听神经瘤，建议她来耳鼻咽喉头颈外科。经过检查，医生发现她的听神经瘤已经压迫小脑脚及小脑半球，所以才出现步态不稳、共济失调、辨距不良等类似中风的症状。如果病情持续加重，还会阻塞脑脊液循环通路，导致脑积水，患者将出现意识淡漠，甚至还会出现头痛、恶心呕吐、视乳头水肿等症状。

看到这里，您是不是有点紧张了？您大可放心好了，目前听神经瘤的治疗手段已经非常成熟，只要早期诊断、及时治疗是没有问题的。

确诊了这个病就一定要手术切除吗？

不一定。不是所有听神经瘤患者都需要手术切除，主要还是根据肿瘤大小、位置、症状、体征，以及患者的全身情况综合考虑来决定。具体何时该手术，何时该采取保守观察，还是要听取专科医生的建议。

总之，在日常生活中，我们一定要多留个心眼，为健康加一重保障。当我们的耳朵长期出现听力异常、耳鸣、眩晕等症状，尤其是发生在一侧耳朵时，就要特别引起注意，到正规医院去检查一下。

是药三分毒，
小心药物中毒性耳聋

"是药三分毒"这一说法深入人心，那到底这种说法对不对呢？答案是，临床上确实有一些药物会引起耳朵的毒性反应。

"耳毒性药物"真的有传说中的那么厉害，可以让人听不见吗？我们还是用事实来说话，还记得2005年春节联欢晚会上，让大家都惊叹不已的舞蹈千手观音吗？主持人不说又有谁能想到这群舞者竟是聋哑人，事后看报道才知道，这21位舞者中竟有18位都是由于小时候使用了耳毒性药物后致聋的。

什么是耳毒性药物？

顾名思义，耳毒性药物是指可能引起内耳损害的药物，它可以导致暂时或者永久的听力缺失，或加重已存在的听力下降。也就是说如果在使用某种药物一段时间后，出现明显的与用药时间相一致的听力下降、耳鸣、眩晕等症状，那很可能是药物的耳毒性在作怪。古人有"神农尝百草"，让老百姓知道哪些药可以吃，哪些药不能吃。接下来我就和大家说说几种具有代表性的耳毒性药物吧。

相信大家在身体出现感染时，都会想到医院输点儿抗生素。但是很少有人会仔细阅读说明书，看药物的主要成分及禁忌证。其实，一部分耳毒性药物就深藏在抗生素中，如氨基糖苷类抗生素（包括阿米卡星、新霉素、链霉素、双氢链霉素、卡那霉素、妥布霉素、庆大霉素等），另有一些非氨基糖苷类抗生素（如氯霉素、红霉素、万古霉素、卷曲霉素、妥布霉素、多黏菌素 B 等），均有致聋风险。

听闻阿司匹林水杨酸类药物是耳毒性药物，真的假的？

有人会说，我身边很多患有心肌缺血、脑卒中的人都在吃阿司匹林，也没见他们谁变聋啊。这里需要和大家解释一下，阿司匹林是水杨酸类药物没错。但是，一般只有长期大剂量服用后才会导致耳毒性药物反应。关于小剂量阿司匹林导致听力受损的报道少之又少。所以，正在吃此类药的人，不用过于担心，您只要遵医嘱按剂量服用，定期监测听力，就会没事的。

利尿药、降压药也是耳毒性药物，这是真的吗？

患有高血压和心肾功能不好的朋友都知道利尿药是经典药，主要包括呋塞米、托拉塞米等。它们确实也有致聋的可能！但不是说这药就不能吃了，只要您记住"**遵医嘱**"这三个字就

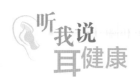

可以了。对于肾功能不全的患者医生会给您使用最低剂量，同时也会注意不与其他耳毒性药物同时使用，所以您大可放心。

顺铂、长春新碱、博来霉素、甲氨蝶呤等抗肿瘤药也有耳毒性，但肿瘤患者又必须使用该怎么办呢？

对于这个问题，我要和您说的是，既然必须要使用这类药物，两害相较取其轻好了。在使用药物治疗前、中和完成后分别进行听力测试，发现问题及时处理，做到以不变应万变，出现问题寻求专业医生解决即可。

当然，除上述药物外，还有一些中药、局部麻醉药、吸入性有害气体等都会引起药物性耳聋，您所需要注意的就是遵医嘱，不要擅自使用。

导致药物中毒性耳聋的有关因素很多，大家可以通过下面的图了解一下。

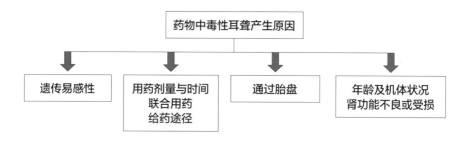

自己怎么判断是否出现药物中毒性耳聋?

方法很简单, 首先确认一下自己最近有没有服用过耳毒性药物。其次, 症状是不是出现在用药后。

药物中毒性耳聋的患者都有哪些临床表现?

最明显的莫过于耳聋, 常出现于连续用药期间, 也有患者表现为停药后, 在停药后 1 年或 1 年后仍可继续恶化。其次是耳鸣, 多发生于耳聋之前, 声音多是高音调, 最初表现在安静时间歇性发作, 后逐渐发展为持续性, 耳鸣声嘈杂, 经久不息。还有人会表现为眩晕、平衡失调、食欲减退、口渴、面部及手足麻木等。

现在, 随着医生对用药指征的严格控制, 以及人们对自身健康的重视, 药物中毒性耳聋的患者已经很少, 对于耳毒性药物的使用也是最小有效剂量。但还是要再提醒您, 在就诊过程中, 如果您的家系中有氨基糖苷类药物中毒性耳聋患者或已知携带易感基因者, 一定提前告知医生。

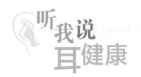

临床上有哪些防治措施?

1. 合理使用抗生素，严格掌握各种致聋药物的适应证，采取一定的保护措施。

2. 对婴幼儿、孕妇、老年人、肝肾功能不全患者以及原有感音神经性耳聋患者应慎用或适当减小剂量，对有遗传性耳聋家族史的患者应慎用或不用。

3. 用药过程中注意观察患者有无耳胀满感、耳鸣、眩晕、听力下降等症状，一旦发生立即停药，及时就诊进行治疗。

4. 做好筛查和宣传教育。

为什么父母健康，
生出的孩子却是聋孩

相信大家都听说过"龙生龙，凤生凤，老鼠的儿子会打洞"这句民间俗语，意思是上一辈的一些特征会遗传给后代，也说明遗传因素在代际传递过程中起着非常重要的作用。

在我们的认知里，如果父母听力缺陷或是聋哑，那么他们的子女也大多是听力缺陷或是聋哑。但是如果父母听力都正常，子女却患有听力缺陷或是聋哑，往往让人难以接受。其实，这其中部分人群还是因遗传因素造成的。

在给大家介绍遗传与耳聋的关系之前，我们先来看看全球有关听力残疾的基本状况。

2019 年世界卫生组织官网报道，全球大约有 4.66 亿人患有残疾性听力损失。中国更是世界上听力残疾人数最多的国家，有 2 780 万人，通俗来讲每 50 个人中就会有 1 个人存在听力残疾。其中聋儿约 13.7 万人，并且每年新生儿中有 2 万～3 万名存在重度到极重度的听力损伤，先天性耳聋最主要的原因是遗传因素，而遗传性耳聋中有 60%～70% 是隐性遗传模式。

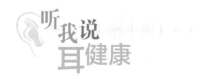

什么是遗传性耳聋?

遗传性耳聋主要由遗传性因素（即耳聋基因）和环境因素共同决定。其中遗传性因素是最主要的，大约占 60%。这部分由耳聋基因异常导致的听力下降就是遗传性耳聋，它的根源是父母身体里的耳聋基因遗传给下一代，使其发病。

为什么听力正常的父母生出的孩子却是聋孩呢?

这个问题我建议您抽空看看纪录片《新聲》，可以了解得更为清楚。纪录片里讲述了中国 2 780 万耳聋人群中，80% 以上的聋儿都是由听力正常的父母所生的。

常见的耳聋基因检测有哪些?

目前，耳聋基因筛查主要针对我国人群中最常见的四个耳聋基因开展，其中包括 GJB2、GJB3、SLC26A4 以及线粒体 12S rRNA 这四个基因。下面就比较常见的两个基因进行简单介绍。

☆ GJB2 基因

GJB2 基因突变在中国人群中最常见，也是导致遗传性耳聋的第一致聋基因。它的遗传方式就是上面提到的隐性遗传模式，此类人群出生听力筛查是没有问题的，听力也正常，但此类人群如果在婚配时也遇到 GJB2 基因突变携带者，那么他们就有 25% 的概率出生聋儿，这个概率是相当高的。这里就体现出耳聋基因筛查的必要性了，设想这些人群出生时都进行了耳聋基因筛查，那么携带有相同致聋基因的配偶需要在生育前进行产前遗传咨询，可以在一定程度上避免聋儿的出生。

☆ 线粒体 12S rRNA 基因

这个基因也叫"一针致聋基因"。携带此突变基因的宝宝在用药上一定要格外注意，因为携带该突变基因的人群对氨基糖苷类药物极其敏感，一旦服用了这类药物可能会导致"一针致聋"。而通过耳聋基因筛查得知携带有此突变基因人群，如果终身不服用这类药物，就可以避免耳聋的发生。

什么是常染色体显性遗传性耳聋？

常染色体显性遗传性耳聋，意思是只要携带了单个的耳聋基因 A 就会表现为耳聋。比如，父亲是杂合子 Aa，表现为耳聋，可以产生两个配子，分别是 A 和 a；母亲也是杂合子 Aa，表现耳聋，也可以产生两个配子，A 和 a。由于是常染色体显性遗传，只要有一个耳聋基因 A 就会致聋。也就是说，这对夫妻所生的孩子有75%的概率患耳聋，但也有25%的概率听力正常。

所以，即便是夫妻双方都为遗传性耳聋，生育的小孩也可能没有耳聋。

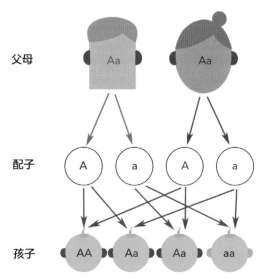

父母

配子

孩子

在常染色体显性遗传中，A 为耳聋基因，只有在 aa 的情况下，孩子不表现为耳聋。出生的孩子 75% 可能患耳聋，25% 可能正常。

常染色体显性遗传

什么是常染色体隐性遗传性耳聋？

常染色体隐性遗传性耳聋，意思就是虽然携带了耳聋基因 a，但可能没有表现为耳聋。只有纯合子 aa（两个耳聋基因 a）才会表现为耳聋。比如，夫妻双方都携带有耳聋基因，为杂合子 Aa，表现为听力正常。其中 AA 是听力正常，Aa 就如其父母那样，只是携带耳聋基因，但不表现为耳聋，只有 aa 才表现为耳聋。也就是说，这对携带耳聋基因的听力正常的父母，他们的孩子患耳聋的概率为 25%。

所以，即便是听力正常的夫妻，也可能生出耳聋的孩子。

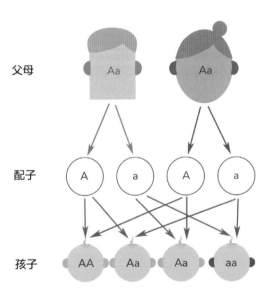

父母

配子

孩子

在常染色体隐性遗传中，a 为耳聋基因，只有在 aa 的情况下，孩子会表现为耳聋。出生的孩子 25% 可能患耳聋，75% 可能正常。

常染色体隐性遗传

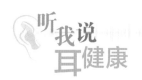

该如何预防遗传性耳聋的发生？

其实很多医院已经开始对孕前或孕期夫妇进行遗传性耳聋基因变异筛查，很多孕妇都很不理解，认为这不是必须要检查的项目。但相信看了前面的内容，您对基因筛查的接受度一定会有所提高。

宝宝才出生没多久，为什么要做新生儿采血筛查？

新生儿采血筛查一般是在新生儿出生 72 小时后从足跟取血，将足跟血置于专用试纸上储存，送专门的妇幼机构进行筛查，通过筛查可以及早发现宝宝是否患有先天性遗传病。新生儿采血筛查目的是使新生儿出生缺陷能够及时地被治疗和控制。

归根结底，假如您的家里有孕妇，孕期的耳聋基因筛查和新生儿耳聋基因筛查是必不可少的检测项目。

隐形的致聋杀手
——噪声

我们每个人都曾年轻过，都曾有过激情的岁月，只不过因为大家所处的时代不同，追求和享受的生活也不同罢了。现在的年轻人白天工作压力大，到了晚上自然想放松一下，享受生活，因此他们的"夜生活"丰富多彩也是可以理解的。他们中有人喜欢看偶像的演唱会、有人喜欢唱歌、还有人喜欢在酒吧里放飞自我。但这些年轻人不知道的是，在放松享受的同时，一个隐形的杀手正在悄悄接近他们。

小管是个年轻爱玩儿的小伙子，周末他参加一个聚会，整晚他们一直沉浸在激情四射的摇滚音乐中，直到深夜回家躺在床上，他才慢慢平复自己激动的心情。此时他忽然发现自己的耳朵居然还在兴奋状态中，一直"嗡嗡"响个不停，没太在意的他翻身就入睡了。时间很快又到了周末，小管发现他的耳朵始终处于兴奋状态，"嗡嗡"响个不停，他有点儿慌了，这是怎么了？

小管到底得了什么病？

心理发慌的小管周末来到耳鼻咽喉头颈外科就诊，医生经

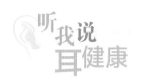

过听力检查，确诊他是噪声性耳聋，还告诉他，这个病就是现在被很多人都忽视的"隐形杀手"。

什么是噪声性耳聋？

噪声性耳聋是一种因长期接触噪声刺激引起的多系统、多部位的听力损伤。在耳科门诊，我们经常能看到来进行职业鉴定的患者，他们是因为工作原因长时间接触强噪声，出现听力的下降。有的人脱离这种噪声环境后听力能够恢复，而有的人即便脱离了噪声环境，听力也不能恢复到原来的水平。噪声对他们的听力造成了永久性损伤。

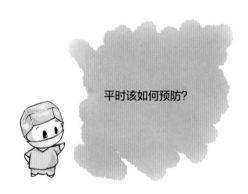

平时该如何预防？

对于从事相关职业的人群，工作单位应加强声源的消声和隔音，做好防护工作，并定期组织职工检测听力，有效预防噪声性耳聋的发生和降低其听力损害的程度。对于非相关职业人群，需要避免接触过大的声音和那些会引起人不舒适感的声音。

慢性噪声性耳聋一般为永久性听力损失，通过治疗恢复听力的可能性甚小。对于听力损失严重，影响言语交流的患者，佩戴助听器是补偿听力损失、恢复言语交流功能的主要手段。对因噪声导致严重听力损失，甚至全聋者，还可以考虑进行人工耳蜗植入术。

导致耳聋的隐形杀手除了噪声性耳聋外，还有一种急性的声损伤——爆震性聋。

什么是爆震性耳聋？

爆震性耳聋是指由于枪炮射击、炸弹及其他爆炸物爆炸时所产生的压力波引起中耳、内耳损伤所导致的听力下降。最常见的就是春节燃放鞭炮引发的听力下降。

爆震性耳聋的临床表现有哪些？

患者当即会出现听力减退、剧烈耳鸣、耳痛、听觉过敏或恐声等症状，有些人可伴有眩晕、呕吐、紧张性头痛等症状。

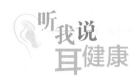

有些患者会因声波冲击出现鼓膜充血、淤血，甚至穿孔，严重者还会出现中耳鼓室积血、听骨链脱位或内耳听神经损伤等。听力检查提示不同程度的听力障碍，甚至听力完全丧失。部分人可以在爆震后几小时听力恢复正常。但是，严重的爆震可引起人永久性的听力下降。

如何处理爆震性耳聋？

首先，要尽快离开噪声环境，到医院就诊。医生会根据您的情况开取相关检查，再根据检查结果决定下一步的治疗方法。

如何预防爆震性耳聋的发生？

对于爆震性耳聋我们还是可以做到提前预防的，譬如说春节期间尽量减少燃放爆竹，如果非要放的话，要做好预防措施。同时要在正规销售点购买烟花爆竹。燃放爆竹时，选择干燥平整的地方，并保持安全距离。此外，燃放爆竹时尽量张开嘴巴，或是双手捂住耳廓，在耳道里塞棉花等防护措施，目的是最大限度地减少强噪声对耳部的伤害。

最后用一张表格来告诉大家，什么样的声音能让我们产生不适感，多大的声音为噪声。

不同分贝音量与类似的生活场景

强度（dB）	声音
20	窃窃私语
50	正常交谈
70	街道环境声音
75	人体耳朵舒适度上限
80	嘈杂的办公室、高速公路的声音 （85 dB 以下的声音不会破坏毛细胞）
90	嘈杂的酒吧环境、电锯锯木头的声音
100	气压钻机的声音、铁锤捶打的声音
105	永久性听力损失
110	螺旋桨飞机起飞的声音、摇滚音乐的声音
120	在此环境下超过 1 分钟会出现暂时的耳聋
125	喷气式飞机起飞的声音
130	火箭发射的声音
140	欧盟界定的导致听力完全损害的最高临界点
190	可导致死亡

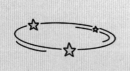

晕晕的就诊

晕晕之耳石症

在耳科学界被老一辈专家称为"天知道"的三大顽疾，您知道是哪些吗？它们分别是**耳聋、耳鸣和眩晕**。目前，随着医学的不断发展，无论是医生还是大众，对上述疾病的认知都有质的突破，但是仍然有很多未知等着我们去探索，接下来就和大家聊聊三大顽疾之一——眩晕。

什么是眩晕？

眩晕是指人的空间定位能力发生障碍而发生的一种运动性错觉或幻觉，发病时表现为视物旋转、晃动、偏斜等，常伴有恶心、呕吐。眩晕又分为中枢性眩晕和外周性眩晕。中枢性眩晕由脑部疾病引起，最常见的是椎-基底动脉循环不全症。外周性眩晕是由耳部疾病引起的，包括良性阵发性位置性眩晕（又称"耳石症"）、梅尼埃病、前庭神经炎等。其中耳石症引起的眩晕占绝大

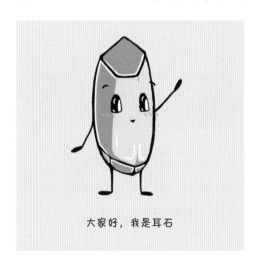

大家好，我是耳石

多数，接下来邀请我们的朋友"小耳石"来介绍一下这个疾病吧。

我虽然叫耳石，但并不是真正的石头哦。前面我们已经介绍过耳朵不仅负责听声音，还负责维持身体的平衡，其中起到重要作用的结构就是球囊、椭圆囊。在球囊、椭圆囊囊斑上有一层耳石膜，上面附有一种专门感知重心、速度变化的碳酸钙盐结晶，形状像石头，就是我——耳石。在一些特殊情况下，我会从耳石膜上脱落，掉到了椭圆囊旁边的半规管里，扰乱人体的平衡功能，从而引起眩晕，这就是"耳石症"，学名叫"良性阵发性位置性眩晕"。从这个专业名词中体现了我的几个重要特征，"眩晕"是我的主要表现；"良性"的意思呢，是说我是外周性的，一般不会引起严重后果，部分是可以自愈的；"阵发性"说明我可以反复发作，而不是持续的眩晕；"位置性"表明是在头部位置发生改变时。

和大家讲一个病例，前不久一位小姑娘过来看病，她是来看鼻子的，看完病后随口又问了一句："医生，我每天起床时会出现头晕，我这个是不是直立性低血压啊？"虽然她只是随口一问，但是细心的医生可不满足于这样的一个推测，经过详细的问诊和检查后，最终确诊小姑娘患的是耳石症。

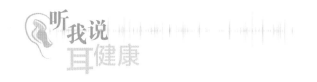

引起眩晕的原因千千万，我怎么知道是耳石症呢？

耳石症的发病很有特点，它是在体位发生变化时突然发生的，持续时间不超过 1 分钟，大多数是几十秒。别小看这短短的数十秒，会让人出现各种不舒服，譬如视物旋转、恶心、呕吐、头晕、头重脚轻、平衡不稳等。耳石症还有一个特点就是偏爱女性。

有人会问了，耳石是不是就是耳屎呢，跟我总是掏耳朵有关系吗？为什么会得耳石症呢？

首先它们的位置就不一样，耳屎位于我们的外耳道，耳石在我们的内耳，所以此"耳石"非彼"耳屎"。

耳石症和掏耳朵是没有关系的。目前关于耳石症的发病原因还没有完全明确，可能与劳累、熬夜、休息不好、高血压、糖尿病、激素水平变化等有关，也可以伴发于其他耳科或全身系统性疾病，如梅尼埃病、前庭神经炎、特发性突聋、中耳炎、头部外伤、偏头痛以及服用耳毒性药物等。

临床上按病因将耳石症分为特发性耳石症和继发性耳石症。特发性耳石症病因不明，占 50% ~ 97%。继发性耳石症多继发于全身或其他耳科疾病。

　　临床上医生还根据耳石脱落于谁家，将耳石症又分为后半规管耳石症、水平半规管耳石症、前半规管耳石症和混合型半规管耳石症，这四种类型。后半规管耳石症最常见，占70%～90%，其中嵴帽结石症约占6.3%；水平半规管耳石症次之，占10%～30%；前半规管耳石症为少见类型，占1%～2%；多半规管耳石症占9.3%～12%。

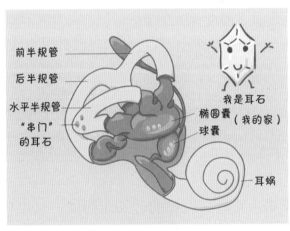

耳石的位置图

耳石症治疗起来有时需要去好几次医院，是真的吗？

　　答案是肯定的，大部分患者是需要复位治疗几次才能治愈的。给我留下印象最深的一位难治性耳石症患者，是一位78

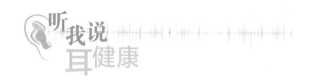

岁的老爷爷，因为耳石症多年不敢下楼，就怕在外面发作。他辗转多家医院治疗，效果都不是很满意。老人对疾病治愈已经失去了信心。可老人有一个未了心愿，就是在有生之年去趟日本看望家人，为了这个愿望，老人经人介绍来到耳鼻咽喉头颈外科眩晕门诊就诊。经检查，我们发现老人患的是最难复位的后半规管耳石症中的嵴顶型耳石症。所谓的嵴顶型耳石症，是脱落的耳石颗粒黏附到半规管壶腹嵴嵴帽，这种黏附的耳石罕见，难自愈，复位也很困难。但老人很有毅力，体位复位治疗回家后，每日严格执行医生的习服训练。坚持治疗半年后，老人终于圆了去日本看望家人的梦。

 知识点

所谓习服训练是一种可以教会患者在家进行平衡训练的方法。

还有很多人对耳石复位的转椅很恐惧，总怕自己会掉下来。其实您完全不用担心，因为工作人员会把您的双手、双肩、双腿和腹部都固定牢固。他们还会在您的眼睛上戴上一个红外摄像眼罩，通过眼罩在电脑上清晰的观察您的眼震情况。

有很多人顾虑自己的身体，又是高血压又是心脏病的，坐在椅子上转来转去，身体能承受得住吗？

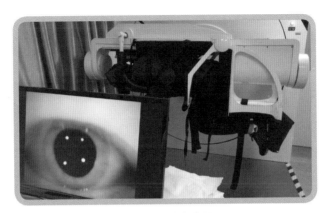

耳石症复位治疗图

在临床上确实有一部分患者不能耐受体位疗法，对于这些患者您也不用过于担心，我们还可以采用手法复位或是习服治疗。手法复位的原理是借助定向的头位活动及摆动，使耳石依靠自身重力作用逐步从半规管重新回到椭圆囊，从而使头晕症状得到缓解。所谓习服疗法具体的操作，医生会根据耳石症的类型，针对性地教给患者。

得过耳石症的人一定都有过这样的体验，虽然复位治疗后症状明显好了，但随后的 2~3 天左右还是有点晕，这个正常吗？

这是正常的。对于残留头晕不适的患者，短期内应避免剧烈运动，不要突然起床、弯腰、跳绳、打球、仰卧起坐、颈部按摩、摇晃头部或者转动头部。保证良好的睡眠、多休息、清

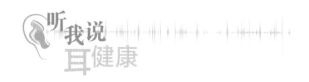
淡饮食、忌烟酒，如果感到眩晕，立即坐下，寻找稳定的物体抓住等。

　　总之，耳石症是一个非常常见的疾病，而且是治疗效果非常好的疾病。

晕晕之梅尼埃病

说到梅尼埃病可能有些人不太清楚是什么，但是如果说"美尼尔病"，相信大家都知道这是什么病了，甚至很多"老病号"自己都总结出了发作时的诊疗体验。

什么是梅尼埃病？

梅尼埃病是以膜迷路积水为基本病理改变，以反复发作性眩晕、耳聋、耳鸣和耳胀满感为临床特征的特发性内耳疾病。临床表现以反复发作的旋转性眩晕、波动性听力损失、耳鸣和耳胀满感为主。

梅尼埃病有哪些临床表现？

梅尼埃病典型的三种主要症状为发作性眩晕、波动性听力下降和耳鸣。患者常主诉发作前有耳胀满感、耳鸣增强、听力下降。发作时眩晕持续时间不短于 20 分钟，不超过 24 小时，多见为持续数小时。眩晕可为旋转感、视物水平移动感或不稳感。梅尼埃病的听力下降呈现波动性，发作时听力减退，早期可以完全恢复，但反复发作后听力逐渐下降。听力下降开始为

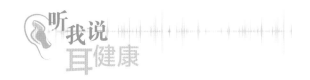

低频下降型，逐渐累及高频下降型，而平坦型曲线患者的听力为高频下降型。耳鸣可持续存在，但眩晕前耳鸣一般加重，早期以低频耳鸣为主，后期以高频耳鸣为主。

梅尼埃病的发病机制有哪些？

有文献报道梅尼埃病有明显的家族性，女性发病率是男性的 1.3 倍，发病的年龄差别也很大，最小的 4 岁，最大的超过 90 岁，高发年龄在 40～60 岁。发病原因为膜迷路内淋巴液循环障碍、淋巴液产生过多或吸收过少所致。譬如说头部受伤骨折导致内淋巴积水，患者可以表现为创伤后 1 个月，或是 1 年甚至数年后发病；临床上也有甲状腺功能减退所致的黏液性水肿，发生在内淋巴腔，经甲状腺功能减退治疗后，内耳症状得到缓解。另外，还与内耳缺血等诸多因素有关。

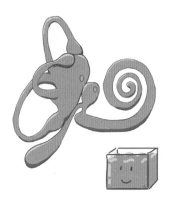

正常状态

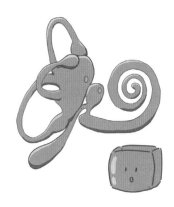

膜迷路积水

如何治疗梅尼埃病？

在很多人的认知里，这个病发作时只要静卧休息就好了。其实不是的，除了改变生活方式以外，临床上药物、手术及其他非创伤性的治疗方法，都能取得良好效果。而使用哪种治疗方法，就要医生根据病情需要做出相应的决定了。

梅尼埃病临床上共分为四期，对于临床分期 I 期的患者主要是进行健康教育，改善生活方式的同时给予药物治疗以及鼓室注射糖皮质激素治疗；对于临床分期Ⅳ期的患者，可采取三个半规管阻塞术、前庭神经切断术、迷路切除术、前庭康复训练等治疗方法。

手术真的可以治疗梅尼埃病吗？

先给大家分享一个病例，患者刘先生，右耳耳鸣 6 年，起初没有太在意，直到有一次无明显诱因突发眩晕，才引起他的重视。刘先生主诉当时不仅看东西是转的，并且右耳的耳鸣还加重了，大概持续了 1 个小时没有缓解，便前往医院就诊。

医生给出的诊断是：右耳梅尼埃病。当时给予利尿补钾等对症治疗，症状有所好转。本以为一切都过去了，没想到停药

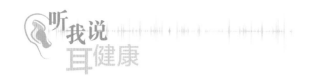
后不久，刘先生眩晕再次发作，同时呕吐、听力减退及耳鸣的情况比上次又加重了，只得重新开始用药治疗。自此以后每月都会发病一次，每次持续时间大约24小时，发作后听力及耳鸣情况都会较前加重。这次就诊前刘先生的眩晕又一次发作，不同的是，这次持续24小时后没有缓解。刘先生和家人这次来到北京就医，医生全面评估了刘先生的病情后考虑到他还年轻，眩晕的反复发作已经严重影响他的工作和生活，建议手术治疗。刘先生和家人听取了医生的建议，在完善各项检查后，医生为他进行了"半规管阻塞术"，术后恢复良好。现在刘先生术后已经一年了，已完全恢复了正常生活。

对于梅尼埃病患者应该如何调整自己的生活方式？

首先，最重要的一点就是低盐饮食，食盐每天限制在2克以内，目的是减少钠的摄入。其次，禁止摄入含咖啡因的食品，减少巧克力的摄入量，尽量避免香烟和酒精。最后，保持乐观的心态、不要熬夜。要知道一切不健康的生活方式都有可能诱发梅尼埃病的急性发作。

晕晕之前庭性偏头痛

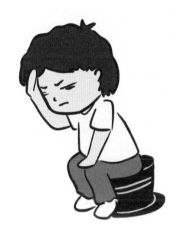

看到这个题目有人会说了不是讲眩晕吗？怎么又说起偏头痛了？这您就不知道了吧，前庭性偏头痛是临床上最常见的自发性眩晕疾病，就连上面讲的梅尼埃病都只能排在它的后面。

如今人们获取信息很方便，自己有什么不舒服，上网一搜就能给自己下了诊断。在临床上经常会遇到因眩晕就诊的患者，他们在就诊时会说"在网上查了，自己的症状不是耳石症就是梅尼埃病"，其实在临床上，还有一部分眩晕是由于前庭性偏头痛引起的。

说到偏头痛不禁让我想起了三国时期的曹操，电视剧里的

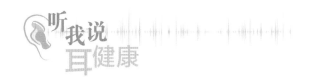

曹操每次头疼发作时头上都扎着块方巾，脾气也异常暴躁，可见头痛实在是折磨人。那时候也没办法做CT或是磁共振检查，确定他到底是什么原因引起的偏头痛，但至少能让我们知道发作时的痛苦有多深。

每当医生给出前庭性偏头痛这个诊断时，患者第一反应就会说："我头不痛啊，为什么说我是偏头痛呢？是不是诊断错了啊？"下面就和大家简单说说前庭性偏头痛这个病。

什么是前庭性偏头痛？

前庭性偏头痛是临床常见的具有遗传倾向以反复发作的头晕或眩晕，可伴恶心、呕吐或/和头痛为症候的一种疾病。患者因此症候群常就诊于神经科、急诊、耳鼻咽喉头颈外科，易被误诊为后循环缺血或短暂性脑缺血发作、前庭周围性眩晕、梅尼埃病、多发性（腔隙性）脑梗死等。其中以女性为主，男女比例为 1∶1.5~5.0。任何年龄都可发病，女性平均发病年龄为 37.7 岁，男性为 42.4 岁。前庭性偏头痛是继良性阵发性位置性眩晕之后，引起反复发作性眩晕的第二大常见原因，在眩晕疾病谱中约占 10%，而其诊断率却较低，易漏诊、误诊。

引起前庭性偏头痛的诱因有哪些？

前庭性偏头痛的患者常会由视觉刺激和动作诱发头晕发作。譬如注视火车通过，盯看银幕上滚动的人员名单，都可能诱发头晕。当然除此之外，女性月经，睡眠障碍，过度紧张，压力和应激，食特殊食物（如红酒、奶酪、味精、巧克力等），感觉上的刺激（如耀眼或者闪烁的光），噪声刺激，强烈异味刺激，前庭刺激（如温度试验），其他（如天气变化、不规律饮食）等，都可以诱发前庭性偏头痛。

前庭性偏头痛有哪些临床表现？

主要表现为自发性眩晕，包括内部眩晕（自身运动错觉）和外部眩晕（视物旋转和漂浮错觉），其次为头动诱发或位置诱发性眩晕或不稳，为数不少的患者也可表现姿势性不稳，部分患者可表现为视觉性眩晕或头晕，另有患者表现为头部活动诱发的头晕伴恶心。发作持续时间多为数分钟到数小时，很少超过 72 小时。眩晕发作可以出现在偏头痛发作之前、之中或之后，部分患者甚至没有偏头痛发作。

有人会问了，前庭性偏头痛是不是都会有头痛的症状呢？

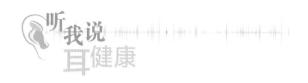

不是的，临床上我们发现前庭性偏头痛的患者并不是必须存在头痛。

如何治疗前庭性偏头痛？

目前大多数治疗参照偏头痛诊疗指南。发作期避光、避声休息，调整生活作息，保证良好睡眠，避免诱因。根据患者实际情况对症治疗，并可根据头痛、眩晕发作频率、严重程度等，在医生指导下预防性用药。

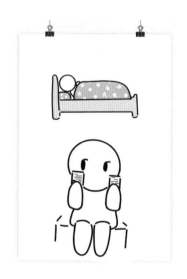

前庭性偏头痛的治疗

如何预防前庭性偏头痛？

患者对特殊食物或是饮料比较敏感，特别是兴奋剂类，应减少摄入。避免视觉刺激，避免长时间使用手机、电脑、电视等电子产品。同时改变不良的工作习惯，避免诱发。

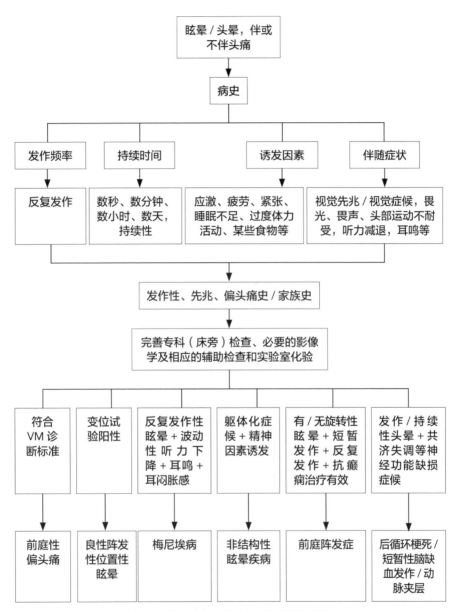

前庭性偏头痛的诊断与鉴别诊断流程图

晕晕之前庭神经炎

在讲这个病之前先和大家分享一份病例，前不久急救车送来一位 50 岁的男性患者老吴。他午后驾车途中突发眩晕，伴频繁恶心、呕吐、出冷汗及疲乏无力，自诉呈"濒死感"，头转动时眩晕加重，急忙靠边停车闭眼休息，持续 1 小时后仍不能缓解，连忙拨打急救电话被急救车送来医院就诊。急诊医生为他进行了多项检查，并请耳鼻咽喉头颈外科医生会诊，完善各项专科检查后，患者眼震电图检查结果提示：左侧前庭功能明显减退，最终医生给出前庭神经炎的诊断。老吴拿着自己的检查结果困惑了，从来没听说过这个病，怎么会得上这个病呢？该怎么治疗？有什么预防措施呢？

什么是前庭神经炎？

前庭神经炎是一种临床常见的急性前庭综合征，由于目前前庭神经炎的诊断治疗缺乏统一、规范化的标准，患者在急性期常不能得到及时有效的临床干预，导致病情迁延。

前庭神经炎有哪些临床表现？

大部分前庭神经炎患者为单相病程，急性或亚急性起病，眩晕、不稳等症状一般在 24 小时内发展至高峰。眩晕呈持续性，一般可持续数天到数周。8.6% ~ 24.0% 的患者在急性眩晕发作前数小时或数日出现前驱的头晕不适感，前驱头晕不适常表现为非旋转性头晕，可伴恶心和不稳。多有感冒、鼻窦炎等上呼吸道感染的前驱症状。

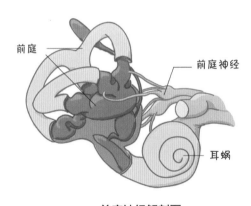

前庭神经解剖图

哪些原因会引起前庭神经炎？

确切的病因尚不明确，但多半认为，在人抵抗力下降时容易引起病毒感染，如上呼吸道感染，此时病毒可直接感染前庭神经系统，或者感染后继发的免疫性损害都可导致前庭神经

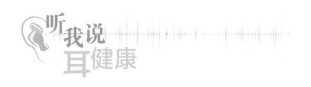

炎。另外由于起病急，且伴有心脑血管疾病危险因素，故推测认为发生于迷路动脉前庭支的血栓与前庭神经炎有关。

这个病会传染吗？

虽然本病多由病毒感染引起，但是不具有传染性，所以大家尽管放心。

得了这个病需要做哪些检查？

因人而异，根据患者的具体情况，选择相应的前庭功能检查，以便进行个体化精准诊疗。检查项目除常规听力学检查以外，还有体位试验、双温试验、视频头脉冲试验和前庭诱发肌源性电位等检查，这些检查在耳鼻咽喉头颈外科门诊都可以完成的。

发作时又该如何治疗呢？

发病时，患者应卧床休息，避免头颈部活动和声光刺激，饮食清淡有营养、注意膳食平衡，忌烟酒、浓茶及辛辣刺激等食物。在发病初期，要绝对卧床休息，避免声、光刺激。适当应用抗眩晕药来帮助缓解症状，如果胃肠道反应重，可以配合甲氧氯普胺等药物减轻恶心、呕吐的症状。待症状基本稳定以后，应尽早停用抑制眩晕的药物，因为这些药物对前庭功能有抑制作用，不利于前庭平衡功能的恢复。症状减轻后要多下地活动，进行平衡康复锻炼。不要怕晕总在床上躺着，这样反而不利恢复。

前庭康复治疗指的是什么？

前庭康复治疗是指通过前庭系统的适应、习服、视觉、本体觉系统的替代机制，促进中枢神经系统的代偿功能，提高患者前庭视觉和本体觉对平衡的协调控制能力，加速机体前庭功能恢复，从而消除症状。及时进行前庭康复，有助于患者平衡功能的尽快恢复。

前庭康复选择方案的数量、治疗次数和时间与患者的临床表现、病变部位和疾病性质等有关，训练遵循先简后繁、先慢后快的原则，贵在坚持，循序渐进，初期每1~2周调整1次方案，1~2个月后可逐渐延长调整方案的间隔时间。

前庭神经炎的预后如何？

大部分前庭神经炎的患者预后良好，复发率低，部分患者

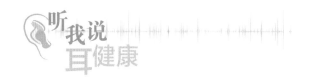
会出现慢性化。眩晕、恶心、呕吐和步态不稳等症状在发病 1
至数天后显著改善，并在随后数周内逐渐恢复正常。

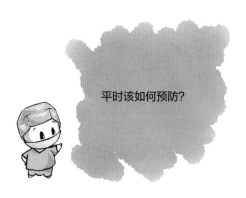

平时该如何预防？

首先要规律作息，不要让大脑过于疲劳或是兴奋。其次要
健康饮食，不要吃过于油腻的食物，注意增强体质，避免上呼
吸道感染，早期综合治疗，减轻并发症。

晕晕的我，
到底要到哪个科看病

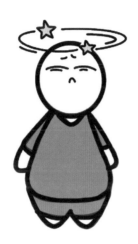

在急诊经常会看到这样一幕，"医生，我晕得厉害。看了神经内科说我不是脑血管的病。看了骨科说我不是颈椎的病，看了心内科说我也不是心血管的病，本来我就晕得难受，现在更晕了，我到底应该挂哪个科看病啊？"

眩晕并不是疾病的名称，而是一种症状的表现，它在门急诊中的发病率为 5% ~ 10%。患者往往艰难的轮番就诊于耳鼻咽喉头颈外科、神经内科、骨科、血管外科、心内科、老年科、急诊科等科室。究竟应该就诊于哪个科，主要取决于是否能准确判断出病因。

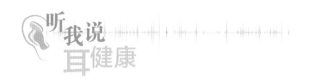

一直以来，国内外存在多种头晕或眩晕的定义或分类方式。在 2009 年前庭症状国际分类发表之前，我国一直沿用美国 1972 年提出的头晕分类及定义。现我国临床诊断依据参考 2015 年 Bisdorff 前庭疾病国际分类，以及 2017 年的《眩晕诊治多学科专家共识》。

头晕的定义很难让大家读懂，它是指空间定向能力受损或障碍的感受，没有运动的虚假或扭曲的感觉，即无或非旋转性的感觉。就诊患者常常用自己头昏、头发沉或是发蒙，来描述头晕。

眩晕主要表现为内在或外在的旋转感、摇摆感。常伴有恶心、呕吐，常突然发作并伴有明显的恐惧感。通过下面的表格和大家简单说一下眩晕的分类和症状。

前庭症状的分类

分类		症状
眩晕	自发性眩晕	外在眩晕
		内在眩晕
	诱发性眩晕	位置性眩晕
		头动性眩晕
		视觉诱发性眩晕
		声音诱发性眩晕

续表

分类		症状
眩晕	诱发性眩晕	Valsalva 诱发性眩晕
		体位诱发性眩晕
		其他诱发性眩晕
头晕	自发性头晕	
	诱发性头晕	位置性头晕
		头动性头晕
		视觉诱发性头晕
		声音诱发性头晕
		Valsalva 诱发性头晕
		体位诱发性头晕
		其他诱发性头晕
前庭 - 视觉症状	外在眩晕	
	视振荡	
	视滞后	
	视倾斜	
	运动诱发性视模糊	
姿势性症状	不稳	
	方向性倾倒	
	平衡相关性近乎跌倒	
	平衡相关性跌倒	

　　明白了"晕"的不同，下面我们依据各科"晕病"的特点为大家依次介绍。

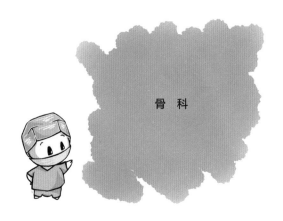

骨　科

需要到骨科就诊的眩晕患者常有旋转感，多为突发性，发病常与头颈转动密切相关。常伴有枕部疼痛、恶心、呕吐、耳鸣、视觉闪光、上肢麻木，甚至猝倒。患者大多有颈椎病病史，常见于椎动脉型颈椎病。

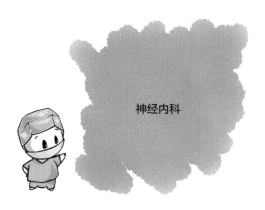

神经内科

需要到神经内科就诊的眩晕患者常表现为突发严重的眩晕，同时伴有恶心、呕吐、耳鸣、眼球震颤，甚至出现一侧肢体共济失调、运动及感觉障碍。患者既往无类似眩晕病史，多为年龄较大的人群，有身体其他部位有动脉硬化征象。常见于动脉粥样硬化，基底动脉供血障碍。

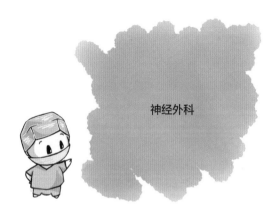

需要到神经外科就诊的眩晕患者除眩晕外，还伴有头痛、恶心、呕吐及视乳突水肿等颅内高压症状以及出现颅神经受损、肢体功能障碍等表现，常见于颅内占位性病变。

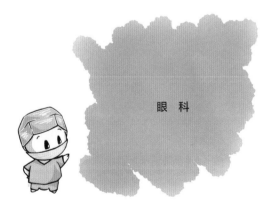

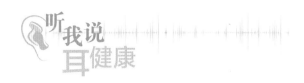

需要到眼科就诊的眩晕患者除眩晕外，伴有复视、眼球震颤。闭目后眩晕症状即刻消失。常见于眼肌麻痹、屈光不正（散光）所致。

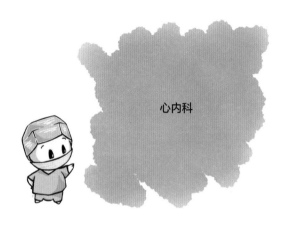

需要到心内科就诊的眩晕患者既往有高血压、低血压、心力衰竭、心肌梗死、心律不齐等病史，譬如高血压患者除眩晕外常伴有头痛和眼花。如果晕的时候伴有心前区疼痛、心慌、心脏不适，就更要引起注意，及时就诊了。

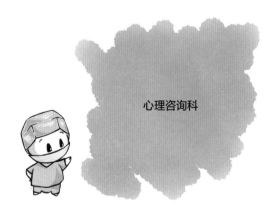

还有一种晕需要看心理咨询科，此类患者经常感觉头昏昏沉沉的，老是晕，心里特别害怕，总觉得有什么事要发生，到人多的地方就会觉得难受，常伴头痛，与情绪波动有关，神经系统检查为阴性。

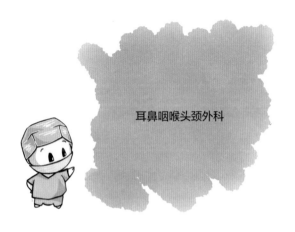

耳鼻咽喉头颈外科

最后说说眩晕大户的耳鼻咽喉头颈外科吧，除了前面科普提到的良性阵发性位置性眩晕、梅尼埃病、前庭神经炎、药物中毒引起的药物中毒性眩晕（患者常在用药后自觉上下或左右摇晃、摆动，在行走、头部转动或转身时眩晕加重），还有一种突发性耳聋合并眩晕，此类患者的眩晕多为突发性，伴有恶心、呕吐、耳鸣、耳闷、听力下降等表现。常见于疲劳过度，导致机体自身免疫力下降的患者。

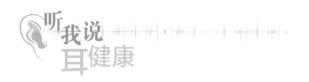

当您因为眩晕前去就诊时，应该如何描述病情呢？

首先，您要和医生讲明您是在什么情况下出现眩晕的，和体位有没有关系、是否能耐受、眩晕是否在密闭空间惊恐发作、晕是否持续存在、每次持续的时间有多长、什么情况下会加重或是缓解、发作时对听力有没有影响、意识是否清楚，有没有其他的全身性疾病（如高血压、颈椎病、冠心病、脑梗死）等，这些不仅可以帮助自己判断先去哪个科室，还可以给医生提供详尽的病史，便于医生更快的对疾病做出诊断和治疗。

读了以上内容，希望您下次再"晕"时，可以准确的和医生描述自己的情况，让医生得到初步的诊断提示，更快地找对科室。

眩晕也有良性和恶性之分吗

眩晕已经让人痛不欲生了，怎么还会有恶性的呢？听起来是不是很吓人。请平复一下心情，此"恶"非彼"恶"。前面我们所讲的眩晕都是良性眩晕，是不会危及生命或产生严重致残性的眩晕疾病，通过诊治可以提高患者的生活质量。恶性的眩晕通常指危及生命或严重致残性的眩晕，因此是最需要我们警惕的，及时识别恶性眩晕，挽救患者的生命。

哪些眩晕是良性眩晕？

良性眩晕多见于外周性眩晕，比如良性阵发性位置性眩晕（耳石症）、前庭神经炎、梅尼埃病、前庭阵发症等，一些前庭中枢性眩晕比如前庭性偏头痛也属于良性眩晕。它的眩晕常反复发作，发作时表现为急性起病，多伴有自主神经症状，一般预后较好。

哪些眩晕是恶性眩晕？

恶性眩晕多为中枢性眩晕，见于后循环系统疾病和中枢神经系统肿瘤，比如小脑梗死、小脑出血、脑干梗死、脑干出

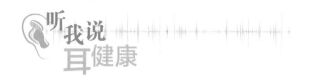

血、第四脑室旁累及前庭神经核的中枢肿瘤等中枢性疾病。

门诊常见的中枢性恶性眩晕可以分为三类：①假性前庭神经炎，最常见的病因为小脑后下动脉内侧支供血区的小脑梗死，临床表现类似于前庭神经炎。②伴有听觉前庭症状的急性脑卒中，临床表现类似于伴有眩晕症状的突发性感音神经性聋。③中枢性阵发性位置性眩晕，临床表现类似于耳石症。

恶性眩晕的特点是什么？

这种眩晕发作持续时间较长，可达数日或者数周，常伴头痛、视物昏花、肢体乏力等症状，如果不及时处理，预后不好，甚至危及生命。

良性眩晕会转变为恶性眩晕吗？

首先，眩晕的良、恶性并非绝对，良性眩晕如果治疗不及时，发生诸如眩晕危象或者因眩晕发作导致的跌倒，引发的次生伤害严重时也会造成严重后果；而恶性眩晕如果早发现、早治疗，预后也会良好。

和大家讲个病例吧，我们曾治疗过这样一位患者，小伙子是名消防员，今年 29 岁，主诉自己既往犯过耳石症，曾在多家医院复位治疗过，但这次总是觉得还是有点说不清的"晕"和不舒服。医生将他收入院后做了相关检查，检查结果提示小伙子是小脑梗死。要知道小脑梗死随时可能危及生命，还好发现的及时，经过溶栓治疗，挽救了小伙子的生命。

无独有偶，有成功的病例就有失败的病例，在急诊我们就曾看到过这样一位患者，张大爷今年 60 岁，患高血压、糖尿病十多年了，大大咧咧的他也没有系统治疗过，看病前一天张大爷睡觉时就觉得突然眩晕不舒服，还吐了。一向大意的他以为自己高血压的老毛病又犯了，自己找了一颗降压药服用后就躺下休息了，可是一天过去了头晕却仍然持续不能缓解。第二天在家人的陪同下来医院就诊，急诊医生初步判断张大爷是脑卒中，也就是脑卒中引起的头晕，张大爷和家人都还不相信，心想："脑卒中肯定会有手脚不利索、发麻等症状啊，我这说话清清楚楚，走路也没问题，怎么会是脑卒中呢？"于是他拒绝进一步检查治疗，签字离开了医院。事情没有结束，三天后我在急诊抢救室看到了昏迷不醒的张大爷和他的家人，这次他的家人接受了头颅 CT 检查，结果显示其双侧小脑半球、脑桥、中脑急性脑梗死。可惜，由于已经错过了最佳的治疗时机，张大爷的治疗效果并不好。

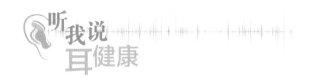

前面两个案例，在临床上被医生视为恶性眩晕，一旦发生可有致死风险！它没有大家印象中所常见的脑卒中症状——肢体麻痹、乏力、口角歪斜、讲话含混不清等，有时仅仅表现为头晕，这让不少人误以为只是血压升高引发的不适，从而耽误了治疗。实际上，这种由后循环脑卒中所引发的眩晕，应迅速到医院就诊，如果在发病 6 小时以内到达医院，有机会进行静脉溶栓或介入取栓治疗，都会取得良好的效果。

当然，您也不要害怕，因为恶性眩晕毕竟是少数，您只要知道如何描述和记录自己的病情就可以了，其他的就交给医生来判断。

总之，眩晕莫慌，医生来帮。

耳痛的
就诊

耳痛之航空性（气压性）中耳炎

不久前门诊接诊了这样一位患者，张先生是一位工作达人，这次是拖着感冒未愈的身体前往外地开会，为了节省时间，他选择坐飞机回来。可没想到飞机一起飞他就觉得耳朵发闷、发堵、不舒服。飞机降落的时候，闷堵感再次加重，耳朵更加疼痛难忍。下飞机后，他捂着耳朵直奔医院。

为什么张先生坐个飞机耳朵就疼得受不了？

作为新时代的交通工具，飞机最为安全、高效、快捷。可是，在我们享受飞机带来便利的同时，也让一部分人有了不舒适的乘机体验，比如说晕机、耳部闷胀不适、耳痛等，这些不适的症状，在起飞和降落的时候尤为明显。张先生就是典型的例子，他最终被医生确诊为航空性（气压性）中耳炎。

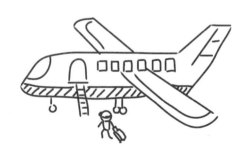

什么是航空性中耳炎?

在解释这个病之前先和大家讲解一下重要的解剖结构——咽鼓管，就是那个连接耳朵与鼻子的管道，在上文中已经和大家提及过。一般情况下，咽鼓管处于关闭状态，只有在我们做张口、吞咽、打呵欠等动作时，咽鼓管才会打开。咽鼓管的主要功能就是维持中耳腔与外界的压力平衡。咽鼓管还具备其他重要的生理功能，如防止鼻咽部分泌物及病原菌的逆行感染及防声作用；局部免疫防御作用；将中耳腔的分泌物引流至鼻咽部。

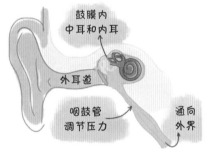

咽鼓管及耳朵的示意图

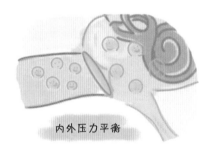

正常情况下内外压力平衡

当大气压发生急剧变化时，咽鼓管如不能及时开放调节鼓室内外气压差，中耳将处于相对正压（少见）或相对负压（多见）的状态，由于气压创伤导致中耳黏膜充血水肿、血管通透性增加、鼓室积液，引发中耳炎。临床上这种情况常见于飞机

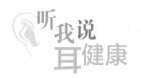

起飞降落或潜水员深潜时。

具体来讲，就是当飞机上升时，机舱内压力会下降，鼓室内原有的空气气压相对较高，内外压不平衡，此时鼓室内形成相对正压，导致鼓膜向外膨，会让人产生耳闷、耳胀等不适感。同样的原理，当飞机下降时，外界气压迅速升高，导致咽鼓管口突然受到压迫，不能自动开放，或者咽鼓管本身有狭窄者，气体不能进入鼓室以调节内外压力，鼓室内气压明显低于外界，造成中耳黏膜充血、鼓膜内陷、锤骨柄前后充血等问题。严重时甚至可导致黏膜下出血或鼓室内积血。

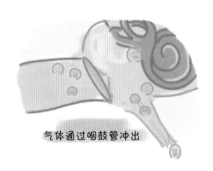
气体通过咽鼓管冲出

飞机上升时咽鼓管的表现

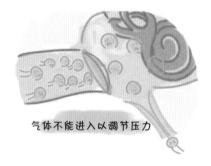
气体不能进入以调节压力

飞机下降时咽鼓管的表现

有人会问了，为什么有时候坐飞机会出现上述情况，有时候坐飞机就没事呢？

造成出现上面症状的前提条件有两个，其一是外因，也就是存在外界气压的变化。其二是内因，也就是本人的原因，譬如感冒或者鼻窦炎发作时、鼻咽部炎症或有新生物时，可以导致咽鼓管功能障碍。只有两者同时存在，才有可能出现航空性中耳炎。

发生航空性中耳炎如何治疗？

建议尽早到耳鼻咽喉头颈外科就诊。医生会通过检查了解您外耳、中耳和鼻咽部情况，还会通过听力学检查，判断听力损失程度及性质。一旦诊断成立，首选使用鼻喷激素、黏液促排剂治疗，严重者会适当给予口服激素或鼻黏膜减充血剂等药物。如果经过药物治疗，症状还是没有明显缓解，您也不用担心，还可以采用咽鼓管吹张、鼓膜穿刺抽液、鼓膜切开置管等方法进行治疗。

有些人会说，我不怕疼，忍几天就过去，可以吗？

不可以的。因为早期的耳闷、耳胀、听力下降如果不及时治疗，就可能会出现分泌性中耳炎积液愈加浓稠的情况，再发展下去会继发化脓性中耳炎，还会引起粘连性中耳炎、鼓室硬化等并发症，到了那个时候听力就很难恢复正常了。

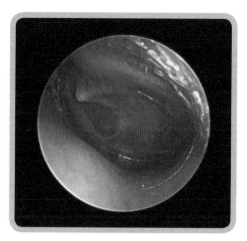

分泌性中耳炎

日常生活中，我们该怎样预防航空性中耳炎的发生？

首先，如果您近期患有急性上呼吸道感染，建议尽量选择其他交通工具出行。必须乘机时，可以在飞机起飞前使用鼻腔减充血剂滴鼻，目的是消除或减轻鼻咽腔黏膜的充血、肿胀，让咽鼓管保持通畅，从而保持中耳内、外气压平衡。另外，在飞机升降时，多做吞咽运动或捏鼻鼓气的动作，或者嚼口香糖、打呵欠。目的也是促使咽鼓管张开，促使空气进出中耳腔，保持内外压力的平衡，减少航空性中耳炎的发生。如果已经患有严重中耳炎，还是建议您尽量减少坐飞机的次数。

总之，如果乘坐飞机引起了以上症状，下飞机后一定要和文中提到的张先生一样，及时前往医院就诊！

耳痛之化脓性中耳炎

昨晚急诊夜班来了一位帅小伙，不过与之形象不符的是小伙子龇牙咧嘴捂着耳朵就进来了，"医生，医生，哎哟，疼死我了，快帮我看看吧，哎哟，您快给我看看，我半边头疼、耳朵疼，这是怎么回事啊？"

医生经过仔细询问病史，了解清楚小伙子一周前游泳呛水后，先是出现右耳闷胀疼痛，随后就出现了发热，体温最高为38.5℃，自行吃抗生素后症状有所缓解，故未去医院就诊。两天前，他突然又出现发热，体温高达39.8℃，并且右耳疼痛加剧，连带着右侧头、面部，同时伴有搏动性耳鸣。做吞咽、咳嗽、打喷嚏这些动作，也都疼痛难忍。医生追问他最近有没有听力下降或是耳朵流脓等症状，小伙子均表示没有。经过检查，最后确诊为急性化脓性中耳炎。

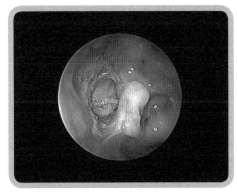

这个小伙子的情况，生活中也有不少人都遇到过，下面就和大家说说这个病。

化脓性中耳炎

101

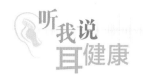

什么是急性化脓性中耳炎?

急性化脓性中耳炎是中耳黏膜的急性化脓性炎症,主要致病菌为肺炎链球菌、流感嗜血杆菌、乙型溶血性链球菌及葡萄球菌、绿脓杆菌等,前两者在小儿中多见。这个病若治疗及时,炎症可以逐渐吸收,黏膜恢复正常,若治疗不当或病情严重者,病变可深达骨质,迁延为慢性化脓性中耳炎,甚至引起多种颅内外并发症。

化脓性中耳炎是由什么原因引起的?

最主要的原因是咽鼓管功能不良。譬如说急性上呼吸道感染,是细菌经咽鼓管侵入中耳所引起的;急性传染病,如猩红热、麻疹、百日咳等也可通过咽鼓管途径并发此病;不恰当地捏鼻鼓气或擤鼻涕,不恰当地咽鼓管吹张或鼻腔治疗,细菌沿咽鼓管侵入中耳;婴幼儿咽鼓管短、宽、直,咽部细菌或分泌物易经此途径侵入鼓室。

除此之外,操作不当的鼓膜穿刺、鼓室置管,鼓膜外伤等情况,也容易导致病菌由外耳道直接进入中耳引起继发感染。

最后还有比较少见的经血行途径引起中耳感染。

化脓性中耳炎都有哪些临床表现？

常见临床表现是耳痛，搏动性跳痛或刺痛，较为剧烈。当吞咽、咳嗽、打喷嚏时会引起同侧耳痛加重，有时会向头部或牙齿放射。当鼓膜穿孔后会有脓性分泌物流出，耳痛会减轻。全身症状因人而异轻重不一，可有畏寒、发热、食欲减退等。鼓膜穿孔后，体温往往很快恢复正常，全身症状明显减轻。

应该如何治疗化脓性中耳炎？

治疗原则是控制感染，通畅引流，祛除病因。

尽早应用足量抗生素控制感染是必须的，一般可选用青霉素类、头孢类药物，如早期治疗及时，可能避免鼓膜穿孔的发生。当耳朵流脓后，我们还可用棉拭子取出一些分泌物进行细菌培养及药敏试验，目的是知道致病菌对什么药物会更敏感，根据结果有针对性的选用抗生素。

鼓膜穿孔前可用鼻喷激素＋黏液促排剂，目的是减轻局部炎症，改善咽鼓管功能。对于症状较重，鼓膜明显膨隆者，可及时行鼓膜穿刺术，帮助通畅引流。鼓膜穿孔后，医生会在专业的器械下吸净脓液，再局部予以抗生素溶液滴耳。

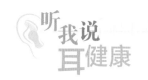

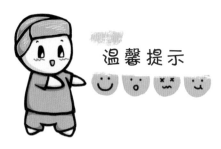

我们做科普的目的，是让您知道如何避免和防止疾病的发生。但是，如果您真的生病了还是要去医院及时就诊，不建议您因为看了相关的科普知识就自行解决。科普知识只是帮助大家对某一种疾病有所了解，更重要的是知道如何预防疾病以及患病后应该注意些什么。

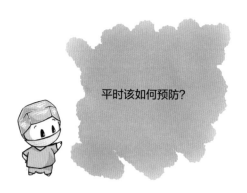

平时该如何预防？

首先，注意个人卫生，不要随便在外面采耳，也不要自己随意掏耳。洗澡或游泳时耳内如果进水，及时清理干净以免滋生细菌。既往有过中耳炎病史的人，感冒时容易复发，所以平时应注意锻炼身体，预防感冒。

耳痛之大疱性鼓膜炎

冬季是流感高发季节，无论是发热门诊、儿科还是呼吸科，到处都人满为患。耳鼻咽喉头颈外科也不例外。在就诊的患者中，您会看见有些患者是手捂着耳朵，一脸痛不欲生的表情。是什么病让他们如此痛苦呢？就是下文中所讲的大疱性鼓膜炎。

什么是大疱性鼓膜炎？

大疱性鼓膜炎又称血性大疱性鼓膜炎，是鼓膜及其相连外耳道皮肤的急性炎症。此病常发生于病毒性上呼吸道急性感染的流行期，亦可散发。常见于儿童以及 30 岁以下的年轻人，自然病程为 1 ~ 2 周。多见于单侧，偶累及双耳。

医生检查时，在耳内镜下患者自己就可以看到鼓膜上一颗颗红得发紫的血疱，也是惊愕不已。

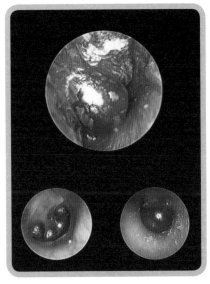

大疱性鼓膜炎

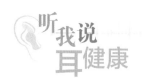

还是先和大家讲一个病例。司机小王最近一段时间经常熬夜加班，这几天感觉身体很累，嗓子也有些不舒服，连带着一侧脸和耳朵阵阵疼痛。从昨天开始，他忽然觉得耳朵疼痛加剧了，甚至出现了耳鸣、耳闷和听力下降的症状。小王感觉不对劲儿，连忙到医院就诊。医生在耳内镜检查下发现他的鼓膜及邻近外耳道皮肤充血，鼓膜后上部可见一个大的红色血疱，在外耳道深部皮肤的前、后端，有血疱破裂后的血性分泌物存留。最终，小王被确诊为大疱性鼓膜炎，医生给予抗感染及对症药物治疗。

听说这个病是由病毒感染引起的，小王想起家里还有怀孕的妻子，连忙紧张地问这个病会传染吗？医生明确告诉他，这个病通常伴随流行性感冒病毒一同暴发，所以它的传染性和流行性感冒是一样的，只要做好相关的防护就可以，是不会传染的。

大疱性鼓膜炎除了疼痛还有其他什么表现呢？

剧烈耳痛是本病的主要症状。疼痛是耳深部的胀痛或刺痛感，往往为持续性，可伴同侧头痛及颊部疼痛。大疱破裂后，耳痛可逐渐减轻。大疱破裂后耳内会流出淡黄色或略带血性的浆液性分泌物，量一般不多，持续时间短暂。患耳可有轻中度传导性听力下降、耳鸣及耳闷胀感，还可有眩晕、乏力及全身不适等感冒症状。

既然说它是自愈性疾病，那还用吃药治疗吗？

即便是自愈性疾病，也需要积极治疗，目的是缩短病程，防止并发症的发生。因为也有大疱性鼓膜炎造成永久性听力损伤的病例。确诊大疱性鼓膜炎后，可口服抗病毒的药物，如阿昔洛韦。为预防继发感染，可口服抗生素；未破溃前要保持外耳道清洁。耳痛剧烈者，可服用止痛药。

得了大疱性鼓膜炎平时该注意些什么？

一定要注意适当休息，勿过度劳累，休息好了才有利于身体恢复。可以适当运动增强身体抵抗力，饮食上不要吃辛辣食物，不要饮酒，以清淡为主。最关键的一点是保持外耳道的清洁、干燥。

耳痛之"缠腰龙"

说到"缠腰龙"大家首先想到的就是长在患者身上，颜色泛红，密密麻麻的一串疹子，最常见的莫过于围绕在腰部和胸部，民间俗称"缠腰龙"。甚至还有人说这病围着腰走一圈，人就没命了，这种说法，您相信吗？

"缠腰龙"长一圈真的会死人吗？

随着医学的发展，现在大家都知道，"缠腰龙"是带状疱疹的俗称，为感染水痘－带状疱疹病毒所致。带状疱疹是由长期潜伏在脊髓后根神经节或颅神经节内的水痘－带状疱疹病毒经再激活引起的感染性皮肤病。它一般是单侧发病，即使双侧同时发病，也很难真正围着腰走一圈，因为人的肋间神经是从脊柱中的脊髓发出的，左右对称分布在两侧，所以它们并不会在胸前交汇。同时它是一种自限性疾病，经过几周的发展，就会被免疫系统抵抗，然后就自然消退了。

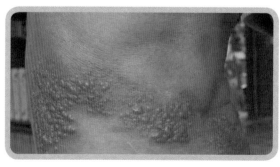

传说中的带状疱疹

耳带状疱疹，你知道吗？

耳带状疱疹因面神经膝状神经节疱疹病毒感染所引起的一组特殊症状，主要表现为一侧耳痛、耳聋、眩晕、恶心、呕吐、眼球震颤、患侧面瘫、听力和平衡障碍及舌前 2/3 味觉消失等症状。病毒入侵膝状神经节可出现鼓膜疱疹，表现为耳痛、面瘫及愈后的听力障碍。

耳带状疱疹的临床表现有哪些？

它是由病毒感染引起的，常发生于受凉、疲劳、机体抵抗力下降后，起病初期出现全身不适、低热、头疼和食欲不振等前驱症状，随后出现耳廓、耳内和耳周疼痛，可非常剧烈，继而耳甲腔、外耳道、耳周出现疱疹，严重还会出现面瘫。面瘫开始多为不完全性，数日或 2 ~ 3 周内可迅速发展为完全性面瘫，一般 10 ~ 14 天为高峰期。

此外，患者还可伴有耳鸣、感音神经性聋、眩晕及平衡性失调等。疱疹和面瘫出现的时间可先后不一，多数患者疱疹出现在前，因耳痛前来就诊。两者相隔 1 周或 1 周以上。

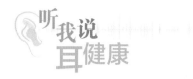
前不久，耳鼻咽喉头颈外科急诊来了这样一位患者，主诉左耳疼痛 4 天。医生在耳内镜下检查可见左耳有散在的小水疱，伴局部疼痛、耳鸣、听力下降等症状，经过检查，最终确诊为耳带状疱疹。

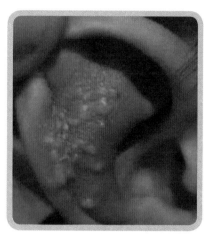

耳带状疱疹

耳带状疱疹该如何治疗？

治疗上遵循**糖皮质激素** + **抗病毒药物** + **止疼药** + **抗眩晕药** + **局部皮肤治疗**原则，局部皮肤可用阿昔洛韦乳膏涂抹。

得了这个病日常生活中该注意些什么？

首先，由于疼痛患者有时会不自觉地去抓挠，所以患者勿留指甲，勿用力触碰耳周，防止因局部摩擦引起疼痛，取健侧卧位以防患侧受压。如疼痛加剧，及时给予对症处理。如耳道及皮肤表面水疱破裂、外耳道有液体流出时，可用无菌棉签蘸0.9%氯化钠溶液清洗擦拭。外耳道创面消炎软膏外涂，每天3～4次。

还要告知患者注意多休息，补充足够的水分。如果疱疹破溃后，注意保持局部皮肤干燥，预防继发细菌感染。饮食上宜清淡，禁忌吃油腻的食物，多食豆制品，鱼、蛋、瘦肉等富含蛋白质的食物及新鲜的瓜果蔬菜。

哪些是带状疱疹的易感人群?

首先，所有年龄段的人都有可能会患上带状疱疹。随着年龄的增长，身体的免疫系统也会逐渐退化，容易患此病。其次，肿瘤、艾滋病患者由于自身或用药的原因，导致身体抵抗力低，对水痘－带状疱疹病毒抵抗作用小。

耳痛之霉菌性外耳道炎

邻居李叔叔，今年54岁了，前不久跟我说最近1个月左耳反反复复地又痒又痛，想用棉签掏耳朵，棉签轻轻一碰，耳朵眼儿里就火辣辣的痛。问我该用点什么药好，我建议他来医院看看，他说再等等。没过几天，我在医院见到了捂着耳朵的李叔叔，他说："这几天，天气本来就热，这耳朵又痒得钻心，疼得难受，整晚都没有睡好，于是赶紧来医院了。"

医生为他做了耳内镜检查，发现外耳道内长满了霉菌。于是我告诉他："您这耳朵里有霉菌！说白了，就是耳朵里发霉长毛了。"听完我的解释，李叔叔满脸惊讶地说："耳朵里还能发霉长毛？"是的，耳朵里确实可以有这种事情发生！

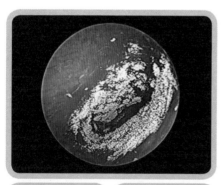
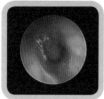
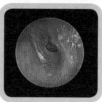

霉菌性外耳道炎

李叔叔不解地说："我知道食物受潮变质后，表面会覆盖着一层灰白色或者白色粉末状的真菌，证明食物

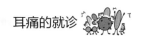

不能食用了。脚气我也知道是感染了真菌，治疗起来很麻烦。但是，耳朵里也能被真菌感染长毛吗？我还真没听说过。"

什么是霉菌性外耳道炎？

它是由于侵入外耳道或外耳道内的条件致病性真菌，在适宜的条件下繁殖，引起的外耳道炎性病变。

得了这个病都会有哪些表现？

大部分患者早期没有明显的不适感，通常都是在真菌长驱直入地进了外耳道皮肤之后，才会感觉耳内痒或耳闷，似乎有东西堵在耳朵里。当真菌大量繁殖，堆积形成团块可引起耳阻塞感、耳鸣和听觉障碍。如病变损害范围较大或较深，患者可有局部疼痛、眩晕或面瘫等症状，严重者可并发坏死性外耳道炎。

引起这个病的原因是什么？

本病在高温及闷热季节高发，致病原因主要是机体抵抗力下降、用不洁物挖耳、长期全身使用抗生素或耳内滴用抗生素。

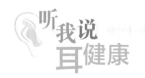

得了这个病该怎么治疗？

首先需要医生把真菌斑块清理干净，然后规律滴药治疗。一般选用双氧水清洗外耳道，我们称之为"耳浴"，待把双氧水控干后，外耳道涂用抗真菌药，要坚持用药不少于 2 周。一般不需要口服药治疗。

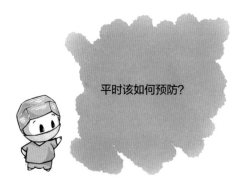

平时该如何预防？

对于生活节奏快的现代人来说，小病扛着是常事。耳朵痒痒就使劲掏掏，根本不会想到去医院看看，直到把小病拖成了大病，才知道应该去医院了。可到那个时候往往治疗起来就会麻烦很多。日常生活中建议大家增强抵抗力，做到起居规律，均衡饮食，适当锻炼。注意耳卫生，不要挖耳或随意用抗生素滴耳液。如有外耳道或鼓膜炎症，应在医生指导下用药，以防继发外耳道真菌感染。

总之，早发现、早治疗对于任何一种疾病都适用。预防是关键，及时就医也不容小觑。

耳痛之耵聍栓塞

酷热难耐的夏日，游泳是人们喜爱的运动项目之一。但是在游完泳后总会有些人出现耳痛等不适症状，您知道原因吗?

我的闺蜜小静就是一个泳迷，一到夏天恨不得长在水里不出来，前几天她给我打电话说，游完泳后耳朵感觉闷闷的，忽然听不清楚了，开始以为是进水了，可是蹦跶了半天也不见好，她也没太当回事，这几天照样做"美人鱼"，谁想到今天耳朵开始忽然胀疼得厉害，连忙向我询问原因。我让她去当地医院检查一下，事后她和我说是耵聍栓塞，医生给她吸出了一坨耳屎后舒服多了，不过医生说由于时间太长了，耳朵里有点发炎，让她滴几天消炎药水，先不要游泳了。

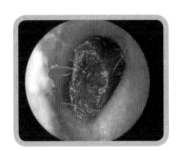

耵聍栓塞

小静不解地问我："你不是天天说不用掏耳屎吗? 我倒是听你的了，怎么还错了，让我受这个罪。"相信她的抱怨代表了很多人的心声吧，接下来就和大家说说这个问题。

首先，掏耳朵这个习惯肯定是不好的，具体原因前面介绍

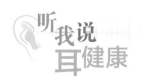

了很多，这里就不说了。至于小静的病症需要和大家说明一下，不让大家随便掏耳朵，并不意味不用管它，通常耵聍会随着我们咀嚼等运动排出体外，但如果耵聍不能自行排出该怎么办呢？那就需要在您觉得耳朵发闷或听不清时来医院就诊，让医生借助工具，帮您取出耵聍。

这里建议朋友们在游泳前最好来耳鼻咽喉头颈外科看看耳朵，其目的一是防止耳朵本身有炎症，进水后加重感染。其二是如果有耵聍栓塞的话，可以提前取出来，防止游泳进水后，耵聍泡涨引起疼痛、发炎。不让您自己掏耳朵，还因为自己掏耳朵容易造成外耳道皮肤损伤，长期慢性损伤易逐渐形成外耳道胆脂瘤。

游泳后耳朵进水怎么办？

最常用的方法就是进水的耳朵向下，借用水的重力作用，使水从外耳道流出。还有一个方法，就是我们在电视上经常看到的，运动员出水时的那个经典动作，来回甩头发。如果还是感觉水没有出来，可以连续用手掌压迫耳屏或用手指牵拉耳廓或反复地做张口动作，活动颞颌关节，均可使外耳道皮肤不断上下左右活动，从而改变水屏障稳定性和压力的平稳，使水从外耳道流出。

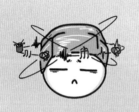

摆脱
耳鸣的烦恼

耳鸣，是病吗

前面已经和大家介绍了困扰耳科医生三大难题中的耳聋和眩晕，耳聋通过助听器或手术可以得到改善；眩晕明确诊断后，也可以得到相应的治疗方案。剩下就是最为棘手的耳鸣问题，下面就向大家介绍一下。

为什么说耳鸣是棘手问题？

主要原因是引起耳鸣的病因太多了，除了听觉系统引起的病变，还有很多耳鸣是全身疾病的表现，需要医生抽丝剥茧，才能得知。在黄帝内经中，先贤这样认为："人之耳中鸣者，何气使然？耳者，宗脉之所聚也，故胃中空则宗脉虚，虚则下溜，脉有所竭者，故耳鸣"。看来我们的老祖宗们也深受耳鸣的困扰。

什么是耳鸣？

耳鸣是一种常见的临床症状，而不是一种疾病。通俗来说，正常听觉是我们既能听到声音，又能知道声音从哪里传来。耳鸣则是主观能听到声音但却找不到声音的客观来源。譬如树上的蝉一直在叫，你能听见蝉鸣的声音，这是正常听觉。可是，明明没有蝉，人却仍感觉得到像蝉鸣的声音，这就是耳鸣。

耳鸣的种类有哪些？

耳鸣可以是任何声音，单一响声或者多种声响并存，比如铃声、嗡嗡声、嘶嘶声等。耳鸣声大小既可持续不变，也可变化；既可持续，也可间歇；可在单耳、双耳或颅内闻及。

细数从古至今备受耳鸣困扰的名人不在少数，现代浪漫派诗人海子因不堪忍受头痛和耳鸣的困扰卧轨自杀；曾国藩也曾在他的家书中提到"耳鸣近日略好，然微劳即鸣""予身体较九弟在京时一样，总以耳鸣为苦。问之吴竹如，云只有静养一法，非药物所能为力"，译成白话文就是"耳鸣近日略好，但是，只要一紧张、劳累，便有耳鸣。耳鸣只有静养一法，用药多无效果。"可见，耳鸣给人带来的痛苦有多深。

引起耳鸣的诱因有哪些？

引起主观性耳鸣最常见的原因是生活不规律、工作压力大、学习紧张，导致人心态欠佳所致。除此之外，睡眠不足、

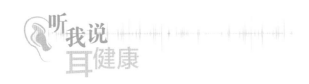

不恰当的运动方式也是诱因。耳鸣通常与听力损失、噪声、老龄化和压力有关，据不同研究报道，耳鸣患者中声敏感的患病率是 40%~86%，颅内肿瘤、心脑血管疾病、周围神经病也可引起耳鸣。

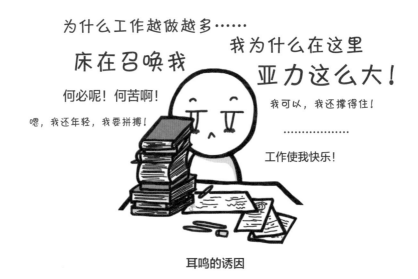

为什么工作越做越多……

床在召唤我

我为什么在这里 亚力这么大！

何必呢！何苦啊！

我可以，我还撑得住！

嗯，我还年轻，我要拼搏！

工作使我快乐！

耳鸣的诱因

耳鸣也有分级吗？

依据《2019 欧洲耳鸣多学科指南：诊断、评估和治疗》根据耳鸣的严重程度以及有无伴发症状，将耳鸣分为 4 级。如果临床诊断是 4 级，那就是非常严重的耳鸣，患者甚至会有自杀的倾向。

耳鸣的分级与症状

级别	症状
1级	没有痛苦，没有损伤
2级	耳鸣主要是在安静环境或在压力大的情况下，偶尔会影响情绪、认知、注意力、日常生活等
3级	耳鸣发生在某些环境下，经常影响情绪、认知、注意力、日常生活等
4级	耳鸣发生在任何环境下，总是影响情绪、认知、注意力、日常生活等

耳鸣的自我调节方法有哪些？

首先，要学会缓解自己的焦虑情绪，可以适当减少工作压力，转移注意力，积极参与社交活动等，同时保持心情愉悦。必要时可以寻找专业人士进行心理疏导。其次，不要过多关注耳鸣，很多人都形成耳鸣→失眠→情绪焦虑→耳鸣加重，这样一个恶性循环。

要知道，耳鸣本身就是身体给我们发出的一个预警信号，提醒我们要适当调节自己的生活方式，积极进行体育锻炼，加速体内新陈代谢，促进血液循环，缓解机体进一步衰退，防止耳鸣进一步发展。

如何摆脱耳鸣的困扰

日常在门诊经常会遇到耳鸣的患者。他们发病时间不等，有几天、几年、甚至几十年的，但都有一个相同的特征，那就是很焦虑。

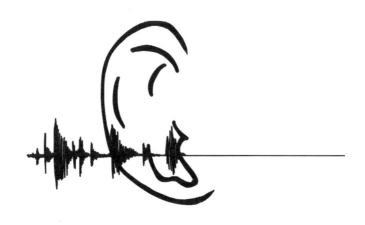

在耳鸣患者中，多数为原发性耳鸣，它是一种原因不明的、以耳鸣为突出症状的疾病，常伴有不同程度的失眠、烦躁、焦虑不安、忧郁等症状，对患者的情绪、工作和生活都造成一定程度的不良影响。

哪些耳鸣患者容易焦虑、抑郁？

在门诊医生会发放耳鸣调查表，结果显示，患者的焦虑抑郁水平与睡眠障碍、病程长短及病程严重程度有关。调查结果显示女性、年老、文化程度高、病程长、离婚或丧偶、独居、听力损失重及睡眠障碍者，是耳鸣的高发人群。

耳鸣到底需不需要治疗？

依据《2019欧洲耳鸣多学科指南：诊断、评估和治疗》，专家不推荐使用药物治疗，原因是目前没有证据证明专门治疗耳鸣的药物有效，对于急性耳鸣，普遍采用的治疗方法与短期突聋的治疗方法一致。伴听力损失的耳鸣患者，建议使用助听器来处理听力损失，无听力损失的耳鸣患者不推荐使用助听器。其他治疗方法还有神经刺激疗法、认知行为疗法、耳鸣习服疗法和声疗法等。其中专家推荐使用的是认知行为疗法，已证实其在减少耳鸣的严重性或痛苦程度及改善耳鸣相关恐惧、认知问题及日常生活功能等方面有效。

古语言，知己知彼，百战不殆。只有真正了解耳鸣的相关病理生理知识，才能对自己的症状体征以及检查结果有一定的了解。这样可以帮助自己纠正对耳鸣的不良认知，树立治疗的信心。从而，逐步消除耳鸣的负面影响。

病例分享
——二姑的耳鸣

下面和大家讲一个真实的故事。

王小胖的二姑来北京看病了。病因是身为婆婆的二姑总是看不惯儿媳妇的种种做法，于是家里总是上演三天一小吵，五天一大吵的戏码。不知从什么时候开始，二姑的耳朵到了晚上就开始嗡嗡响个不停，吵得她连睡觉都不安宁。这睡不好觉，心情又不好，使二姑的脾气愈发暴躁了。二姑父怕有什么问题，赶紧带着二姑来北京看病。

"神通广大"的王小胖第二天就带着二姑挂了心内科、神经内科、骨科的号，一番检查下来，除了血压有点儿高，其余指标都挺正常。几位医生看了报告，纷纷建议二姑去看看耳鼻咽喉头颈外科。王小胖及时预约了耳鼻咽喉头颈外科的号，带着二姑寻找最后的"救星"。

医生听完二姑的叙述，又问了几个问题后，让她做了相关听力检查。检查结果提示二姑是感音神经性聋。二姑一听到"聋"字第一反应就是完了，老话说的对，久鸣必聋，果然灵验了。医生连忙和她解释道："您的听力是下降了，但不是耳鸣造成的。因为您的听力图是双侧对称性感音神经性听力下降，而且都是以高频下降为主，这种听力图多见于老年聋、药物性耳聋以及噪声性耳聋等情况。您的听力下降与曾经在纺织厂工作十多年有关系，因为长期接触噪声引起的。之所以现在表现得明显，与您最近的情绪有关。"

医生还说："耳鸣本身不可怕，怕就怕它有两个好帮手，一个是烦躁、抑郁这些负面情绪，另一个就是身体对这些情绪的反应。也就是说当耳鸣单独出现的时候，它只是身体给我们的一个预警信号，让我们引起注意，不要过度劳累。但当耳鸣遇到焦虑、抑郁、烦躁等负面情绪这个帮手时，它就会助耳鸣一臂之力，帮它打败'门卫'，登堂入室。引起一系列诸如失眠、心慌、血压升高等躯体症状。而这些负面情绪和躯体症状还会增强大脑对耳鸣的觉察，这样就造成'越烦越想、越想越烦'的恶性循环了。"

治疗二姑耳鸣的关键是切断"耳鸣三兄弟"之间的联系。至于方法就要因人因病而异了，常用的治疗方法有习服疗法和掩蔽疗法。

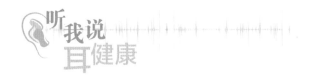

什么是习服疗法和掩蔽疗法?

所谓耳鸣习服疗法,又称耳鸣习惯疗法,是指对耳鸣的适应或习惯。主要内容包括放松训练、心理调整、噪声掩蔽和转移注意力等。耳鸣习服疗法要求耳鸣患者坚持训练 1～2 年才能达到完全适应或习惯。给患者一个背景声音,让这个背景声音跟耳鸣相仿,患者既能听到这个背景声音,又能不完全掩盖到耳鸣,通过长时间的声音治疗,让患者耳鸣得以减弱和消除的方法。

所谓耳鸣掩蔽疗法,是通过对耳鸣性质的系统测试之后,选择与耳鸣音调响度相匹配的特定外界声作为掩蔽声,以达到抑制耳鸣或缓解耳鸣症状的方法。耳鸣掩蔽的仪器可以是助听器、耳鸣掩蔽助听器、耳鸣掩蔽仪等。

故事的结尾是戴上助听器的二姑高高兴兴地回老家了,据二姑父说睡得好的二姑再也没跟他发过"邪火"了。

病例分享
——怦然心动的耳鸣

前面和大家分享了二姑的病例，是一个主观性耳鸣病例。接下来的这个病例和大家再讲讲客观性耳鸣。

还是先和大家介绍一个病例，患者为老年女性，既往有高血压、糖尿病病史，一年前无意间发现右侧耳朵里有"咚、咚"的响声，好像耳朵里有个"小心脏"在跳动，声音吵得她不胜其烦。尤其是在安静环境中声音更为明显。平躺和用力时症状还会加重，起初并没有引起她的过分担忧，就诊当地医院后，医生给予服用扩张血管、营养神经等药物治疗，但患者症状没有明显好转。这一年，她自己感觉耳鸣越来越严重，不但影响睡眠，甚至严重影响了日常生活，不得已来医院就诊。

在详细询问病史后，医生为她检查了外耳道及鼓膜的情况，并未发现明显异常。随后医生把她带到相对安静的房间，再次让她确认耳鸣的声音和心跳是否一致。当医生用手指压住她右侧颈静脉后，她自我感觉耳鸣可有短暂的消失。接着医生又为她做了听力测试及颞骨 CT 检查，根据回报结果，确诊为乙状窦骨壁缺损，故门诊以"右耳搏动性耳鸣"收入院治疗。

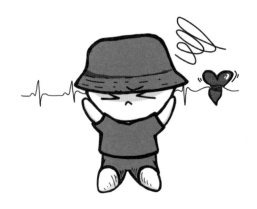

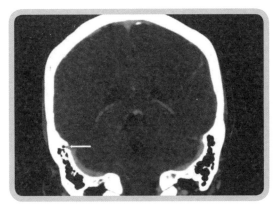

乙状窦骨壁缺损的 CT 检查

　　住院完善相关术前检查后，医生在全身麻醉下为她进行了
"乙状窦骨壁修补术"，术后恢复良好，患者主诉耳鸣有明显
改善。

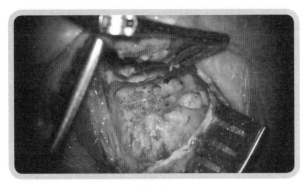

修补前

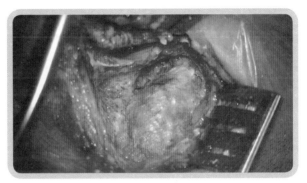

修补后

什么是搏动性耳鸣？

搏动性耳鸣是患者主观感觉到耳内有和心脏或血管搏动节律一致的声音，具有节律性。搏动性耳鸣一般是血管源性的，这种耳鸣大多和颅内以及头颈部的血管有关系，经过相邻的骨性结构、血管，血流声音传到耳蜗，从而使患者感到了耳鸣的存在。搏动性耳鸣分为静脉血管来源和动脉血管来源，其中大多为静脉血管来源。

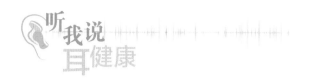

静脉源性的搏动性耳鸣常见的疾病有乙状窦憩室、颈静脉球高位。动脉源性的搏动性耳鸣包括颅内外的动静脉畸形，颈动脉粥样硬化等局部病变等。

静脉源性搏动性耳鸣的概念是在 1977 年由 Otto 首次提出的。此类耳鸣有两个显著特点：①挤压患侧颈部静脉或将头转向患侧时，耳鸣强度会减弱甚至完全消失。②进行纯音听阈测定，若检测到 20dB 及以上的低频听力损失，则指压患侧颈内静脉，重复检测发现听力改善。静脉源性的搏动性耳鸣约占耳鸣患者的 23%，主要有 3 种类型：乙状窦憩室、乙状窦骨壁缺损和横窦乙状窦交界区狭窄。

引起乙状窦骨壁缺损的病因是什么？

一般认为是乙状窦内血流持续冲刷颞骨乳突骨壁，引起乳突局部骨质压力增大，使骨壁形成缺损或先天缺损扩大，逐渐形成乙状窦骨壁缺损，继而引发静脉窦内血流状态改变，从而引起搏动耳鸣。

乙状窦相关病变致搏动性耳鸣的具体机制不明，目前认为可能与以下两个因素有关，一是由于静脉窦血管壁形态的改变，造成血液湍流，血流声变大。二是骨壁局部缺损造成骨壁

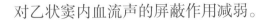

对乙状窦内血流声的屏蔽作用减弱。

乙状窦骨壁缺损的患者会有哪些临床表现？

患者就诊常主诉为单侧与心跳节律一致的搏动性耳鸣，情绪激动或运动后耳鸣会加重。通常对听力没有太大影响，不会引起耳朵流脓，也不会出现眩晕或头痛。只有少数患者会出现同侧低频听力下降，但挤压患侧颈静脉后听力会有改善。

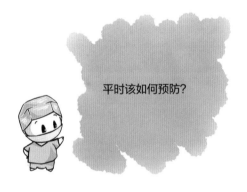

平时该如何预防？

乙状窦骨壁修补术是目前最有效的治疗方法，目的是重塑完整平滑的乙状窦，从而恢复血液的正常流动，减轻患者搏动性耳鸣。

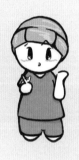

想不到的
耳科疾病

长在耳朵上的癌

说到癌症大家都不陌生，但是长在耳廓上的癌你见过吗？前不久门诊就来了这样一位患者，老爷爷已经88岁了，家里人说一年前就发现老爷爷右侧耳朵上长了一个淡红色小肿物，也就黄豆大小，触之不痛，用力一挤就掉了，老爷爷和家人都没太在意。但是，没过多久这个小肿物又长了出来，家人觉得可能是感染了，于是自行在药店买了一些抗感染的药膏给老爷爷涂抹，但效果不是很明显。半年来耳廓上的小肿物总是反反复复发作，但因为老人没什么不适的感觉，所以家人也没太当回事儿。最近两个月，家人发现小肿物不但长大了很多，并且肿物中间还出现了红肿、破溃、流脓，急忙带老爷爷到皮科就诊，皮肤科医生建议他们来耳鼻咽喉头颈外科就诊。

当医生见到老爷爷耳廓上的肿物时，第一感觉是肿物的长相很"凶恶"，肿物周围的皮肤很粗糙，肿物中心已经破溃，表面凹凸不平呈颗粒状，用棉签轻轻一碰就出血。用手触诊老爷爷的耳后及颈部淋巴结都没有明显肿大。此时，医生高度怀疑老爷爷耳廓上的肿物是一个恶性肿瘤。

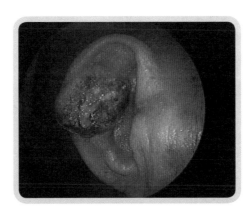

外耳道癌

为了进一步明确诊断，医生取老爷爷耳廓肿物坏死部位的组织进行病理检查，同时为他做了颞骨 CT 检查。病理结果回报为"耳廓鳞状细胞癌"。颞骨 CT 检查提示"右侧乳突炎，右侧外耳道骨质完整"。此时诊断已经非常明确，医生以"右耳廓鳞状细胞癌"将老爷爷收入院。

入院完善检查后，医生在全身麻醉的情况下为老爷爷行"右侧耳廓恶性肿瘤切除 + 周围皮肤修复术"，术中见病变较局限，完整切除肿物，并扩大切除其深部组织，留取肿物切缘行病理检查，检查肿物周围外耳道骨质完整，移植皮瓣修补耳廓缺损后进行加压包扎。术后老爷爷恢复良好。

下面就给大家介绍一下耳廓恶性肿瘤的相关知识。

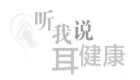

耳廓鳞状细胞癌是一种少见的、原发于耳部的恶性肿瘤，占耳部恶性肿瘤的 2% 左右。引起耳廓鳞状细胞癌的病因目前还不明确，可能与日晒、冰冻、受压、病毒感染以及经常搔抓皮肤导致慢性炎症刺激有关。它的典型临床表现是肉芽样新生物，随后溃疡，触之出血等，此病多见于中老年人。

确诊耳廓鳞状细胞癌后该如何治疗？

治疗以手术切除为主。具体手术方式需要根据肿瘤的分期、部位、对周围组织的累及情况等因素全面评估后，才能确定手术方案。如果患者已经出现全身转移，还要进行化疗。万幸的是我们上面提及的这位老人术后病理回报切缘干净，没有转移。

当然，上面说到的情况毕竟是少数，这里只是提醒朋友们，如果耳朵上长了不明原因的新生物，又在短期内变化较大，千万不要大意，及时去医院就诊才是您的正确选择。

胆脂瘤，是肿瘤吗

很多患者在听到自己的耳朵得了胆脂瘤时，第一个反应就是"啊？瘤子，是良性的还是恶性的？"

胆脂瘤虽然名字中带有"瘤"字，但却不是真正的肿瘤。虽然它不是肿瘤，但却具有肿瘤的一些特点，譬如它具有侵蚀周围组织结构的特点，进入中耳的胆脂瘤组织在中耳乳突腔内不断堆积、增大，随后压迫、侵蚀骨质，见缝钻缝，见骨头"吃"骨头，破坏中耳内部及周边结构。严重者还会破坏面神经骨管、侵犯面神经，引起面瘫，破坏半规管骨质，侵犯内耳迷路引起眩晕，甚至向颅内发展引起脑膜炎、脑脓肿等，所以需要引起大家的重视。

胆脂瘤只是一个总称，根据发病部位的不同，又分为颅内胆脂瘤、外耳道胆脂瘤和中耳胆脂瘤；根据发病时间的不同，又分为先天性胆脂瘤和后天性胆脂瘤，后天性胆脂瘤又分为后天原发性胆脂瘤和后天继发性胆脂瘤。不同部位胆脂瘤的发病原因也存在一些差异。这里和大家说的胆脂瘤是属于耳鼻咽喉头颈外科范围的胆脂瘤。

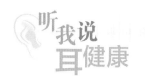

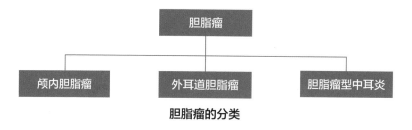

胆脂瘤的分类

先和大家说说外耳道胆脂瘤。

提及这个病，令我印象最深的是我刚分配到耳鼻咽喉头颈外科时，一天中午休息，我看见一位医生正在给老人掏耳朵，就过去帮忙，本以为掏一会儿就完了，没想到医生边和老人聊天边掏耳朵，掏掏停停的就是一中午，当看到掏出来的耳屎是一堆白色的东西时，我还暗自纳闷，怎么和平时见到的耳屎不一样呢？事后才知道原来掏出来的那些白色东西是胆脂瘤。医生还告诉我，老人独自生活没有家属，这次生病还是居委会到家走访，发现老人耳朵听不清楚，把他送来医院看病的。经过检查医生考虑老人有可能是患了外耳道胆脂瘤，为了进一步明确诊断以及评估病变范围，医生为老人取了部分耳内组织做病理检查，同时也为他做了颞骨 CT 检查。最后确诊老人为外耳道胆脂瘤。

有医学背景的人都知道，外耳道胆脂瘤被取出一是会很痛，二是耗费的时间会很长，所以医生常规都是把患者收入院治疗。对于较小或是没有侵犯骨质的外耳道胆脂瘤，医生会在局部麻醉下取出。对于较大或是有骨质破坏的外耳道胆脂瘤，医生会为患者进行全身麻醉后在显微镜下手术取出。如果胆脂瘤破坏范围较广，累及乳突或中耳结构时，还会根据患者情况，选择其他术式治疗。

值得庆幸的是，这位老人的胆脂瘤并未侵犯骨质。至于医生为什么没有将老人收入院治疗，主要是考虑到老人住院没人照顾，所以想在门诊先尝试一下能否取出，老人也很同意医生的决定，这才有了上面的那一幕。

了解事情的原委后，我真的感觉自己从事行业的伟大，不禁让我想起了美国医生特鲁多的墓志铭"有时，去治愈；常常，去帮助；总是，去安慰！"

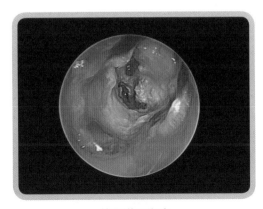

外耳道胆脂瘤

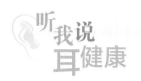

外耳道胆脂瘤多见于成年人，单侧发病居多。一般外耳道胆脂瘤较小，且没有继发感染时，往往没有明显的临床症状，或只有少量带臭味的分泌物流出，常被患者忽视。随着胆脂瘤体积逐渐增大，患者会出现耳闷、耳塞、耳鸣及听力下降等症状，如果继发感染还会出现耳痛、头痛等。有些巨大的外耳道胆脂瘤不仅会破坏外耳道后壁侵犯中耳，还会广泛破坏乳突骨质，并发胆脂瘤型中耳乳突炎，严重者可累及中耳结构引起相应症状。

讲完外耳道胆脂瘤接着和大家说说先天性胆脂瘤。

先天性胆脂瘤多见于儿童或青少年，患者出生时就存在，早期没有特殊的临床表现，**患者最早出现的临床表现就是听力下降**。讲这个病之前，我还是先给大家介绍一个病例。

8 岁的小苪自幼左耳听力就不如右耳好，近两个月左耳听力下降越来越明显，父母带她去了多家医院，但治疗效果不明显。这次就医经检查发现，小苪左耳气导听力达到 65dB HL，骨、气导差超过 30dB HL。这意味着什么呢？意味此时小苪左耳听力，已经是中、重度听力损失了。接下来医生又为小苪安排了颞骨 CT 检查，结果显示她的中耳乳突充满软组织阴影，三块听小骨被破坏的已经失去原有形态。结合病史医生考虑小苒患了先天性胆脂瘤。将小苒收入院后，医生在全身麻醉的情况下为她彻底清除了胆脂瘤，并做了鼓室成形术。术后小苒恢复良好，1个月后再来复查时听力有了明显提高。

虽然先天性胆脂瘤的发病率不是很高，仅占胆脂瘤患者的4%～24%，但它的危害性很大。主要是因为它发展缓慢，在初期往往无明显症状，不易被早期发现，大多数患者直至出现听力下降症状，甚至是在出现面瘫、眩晕、脑膜炎等并发症后才发现这个疾病。

接着我们再谈谈后天性胆脂瘤，顾名思义后天性胆脂瘤是患者出生时不存在，在成长过程中由于各种病因而发生的。

后天性胆脂瘤分为后天原发性胆脂瘤和后天继发性胆脂瘤。导致后天性胆脂瘤发病的原因多种多样，目前大家比较认可以下几种学说：袋状内陷学说、鳞状上皮化生学说、上皮移行学说和基底组织增殖学说。

后天性胆脂瘤由于病因不同，临床表现也各不相同。比如后天原发性胆脂瘤多是由于咽鼓管功能障碍，中耳内外气压不平衡，导致上鼓室乳突腔长期呈负压状态，鼓膜松弛部逐渐内陷，上皮脱落堆积于内陷袋，形成上鼓室型胆脂瘤。另外，还

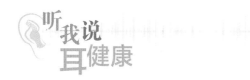
有的患者由于鼓膜大穿孔，导致边缘处外耳道的鳞状上皮翻入鼓室生长，逐渐形成胆脂瘤。除此之外，还有因鼓膜穿孔，中耳反复感染、炎症刺激导致鼓室黏膜上皮化生为角化性鳞状上皮后逐渐形成胆脂瘤。

无论是哪种原因导致的胆脂瘤，最终都会形成一个囊袋状的组织，囊袋里面装着脱落的上皮、角化物等组织，随着囊袋里内容物的增加，囊袋不断增大，对周围组织结构造成压迫，导致骨质的压迫性吸收。

不断增大的胆脂瘤向周围压迫会对哪些组织产生较大影响？

在讲这个问题之前，先和大家说说中耳都有哪些毗邻关系，譬如有管理我们面肌运动的面神经；管理平衡运动的前庭；管理听觉的耳蜗。

除此之外，中耳还与我们的颅内紧紧相邻。当胆脂瘤不断增大，侵犯到这些组织时，就会对包绕、保护这些组织的骨质进行破坏，患者会出现面神经麻痹、眩晕、头晕、迷路炎、脑膜炎等症状。

如何才能知道自己患了中耳胆脂瘤?

这要根据不同类型的胆脂瘤分别向大家介绍。

先天性原发性胆脂瘤发病最为隐蔽,早期除了听力有所下降外,没有其他特异性表现,容易被人忽视。日常生活中,假如您发现听力下降,要及时就诊,不要不当回事,以防引发大问题。再多叮嘱一句话,当您拿到医生为您开具的检查单时,不要怀疑医生是在故意多开检查。医生所开的每一项检查都是为了明确您的疾病。希望大家配合医生,相信医生,因为我们的目标只有一个——共抗疾病!

后天性胆脂瘤虽然又分为不同类型,但临床上大多数患者都表现为反反复复的中耳流脓,进行性听力下降、耳鸣等。胆脂瘤患者耳内分泌物会有一种特殊的恶臭,有经验的医生一闻就知道这个是胆脂瘤了。

如何早期发现胆脂瘤?

对于您来说,无外乎当出现听力下降、耳朵流脓等症状时,及时到正规医院专科进一步检查就可以了。

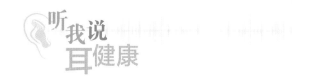

为什么把胆脂瘤称之为"定时炸弹"呢?

主要是因为中耳周边毗邻着重要的结构,随着胆脂瘤的不断堆积,当损害我们的听小骨时,就会出现听力下降。当损害我们的面神经时,就会出现面瘫。当损害我们的前庭时,就会出现头晕、眩晕和迷路炎,威胁到我们的生命。胆脂瘤进展虽慢,但侵及重要部位时会迅速引起严重症状,所以,称之为"定时炸弹"。

随着医疗技术的发展,人们健康意识的提高,很多疾病都能做到早发现,早治疗。但是,也总是会有一些人,抱着讳疾忌医的态度,把小病拖成大病,从而酿成悲剧。下面就和大家分享一个我们在门诊遇到的患者,她就是一个惨痛的教训。

63岁的李老太太是被家人推着轮椅来看病的,就诊时她的病变已经非常严重,出现头疼、眩晕等迷路炎症状。经过询问病史,医生了解到疾病发展的来龙去脉。

在日常生活中很多中耳炎患者,都有着和李老太太一样的想法,他们觉得中耳炎不是大病,不像心脏病、脑血管疾病那样严重。所以,即便知道自己的耳朵流脓、流水了,也是一拖再拖,直至拖不下去,才来医院。此时往往已错过最佳治疗时间。要知道中耳胆脂瘤和心脏病一样，如果任其发展下去，也是可能致死的疾病。相反，如果这个病能够早期引起患者的重视，积极配合医生治疗，是完全可以治愈的。

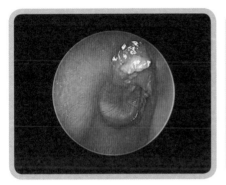

中耳胆脂瘤手术前

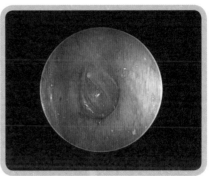

中耳胆脂瘤手术后

假如确诊了胆脂瘤，我们应该如何治疗？

胆脂瘤的治疗原则是尽早手术。手术目的是彻底清除胆脂瘤，帮助患者恢复中耳结构，重建听力。因为每位患者的情况都有所不同，所以医生需要根据患者的具体情况才能决定采取哪种手术方式。

有些患者进行一次手术就可以同时完成上面提到的三点，有些患者需要分几次逐步完成，甚至有些患者的胆脂瘤都需要分次取出，比如说胆脂瘤并发脑膜炎的患者，第一次手术主要目的就是将中耳打开，保证引流通畅，避免病变进一步向颅内

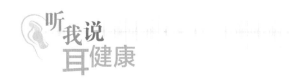

发展。待脑膜炎痊愈后再行第二次根治性胆脂瘤清除手术。

接下来将胆脂瘤术后患者最关心的问题，逐一和大家做个解答。

胆脂瘤术后会不会复发?

胆脂瘤手术在彻底清除的情况下是很少复发的，但是由于个体存在生理解剖结构差异，有些患者存在一定的复发率。

胆脂瘤术后听力是不是就会提高?

大部分患者在胆脂瘤术后，通过听力重建，听力是可以提高的，但不能恢复到正常状态。因为上帝造人时给予我们的耳部结构是最美妙、最合理的，手术后虽然可以通过结构重建改善听力，但远远不能跟原生结构相比。

胆脂瘤术后我们应该注意哪些事情?

首先，术后一定要定期随诊，特别是做了开放式乳突根治的患者，因为手术使外耳、中耳和内耳的结构都发生了改变，会造成耳朵里脱落的上皮和耵聍片不能自行排出，需要定期到医院由医生使用专业工具进行清理。一般一年来清理一次就可以了，如果上皮脱落较快，可根据自身实际情况缩短间隔时间。如果做的完壁式乳突根治术，那就不需要了。在日常生活中注意保持耳部的清洁，避免挖耳，防止耳部感染。其次，进行开放式胆脂瘤手术的患者尽量避免游泳，以防耳朵进水引起感染。

有耳仓不是有钱，是有病

　　王小胖生病了，医生说他这病叫"耳前瘘管感染"，他问医生什么是耳前瘘管，医生竟然告诉他就是那个长在耳朵前面、陪了他二十多年的小洞。可他奶奶打小就跟他说，那是个"钱粮仓"，专盛福气和运气的。当他向医生提到这个说法时，医生笑着说："装的是'福气'？装的是脏东西还差不多，留着它福气不一定会来，但是像现在这样感染，肯定是常有的事。"王小胖涨红了脸，讷讷地不敢分辩，连问该怎么办。医生说："需要把这个脓包切开，让里面化脓的东西流出来，然后来医院换上一段时间药就好了。"

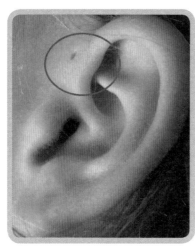
先天性耳前瘘管

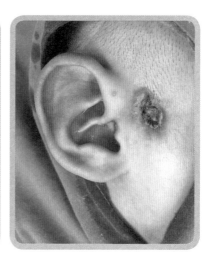
耳前瘘管感染后

王小胖一听要切开，头摇得比拨浪鼓还热闹。只让医生开点药说先抹抹看，医生一再叮嘱他如果局部用几天药后不好转赶紧来医院，他却满不在乎地回家了。

王小胖到了家，随手把药一扔，就歪倒在沙发上。医生说的那些道理他都懂，可这东西切了，福气没了怎么办？他躺在沙发上，有一搭没一搭地看着电视里的古装剧，就这么睡着了。

奴才小东子："……王爷……小王爷！"

王小胖睡得正香，觉得有人在拍他，醒来见着镂空的窗棂上粘着雪白的窗户纸，桌上摆着紫砂茶具——难不成穿越了！

此时门帘一掀，进来一人向他作了个揖，道："皇上知道您病了，派太医给您看病。"整个蒙了的王小胖看着太医给他把脉后又看了看他右耳朵前面的鼓包，沉吟半晌，道："肾主耳，耳前乃足少阳之胆经所行之处。依微臣之见，您这是先天肾气不足，自幼浊邪积聚，久蕴化脓所致啊。"

他连忙插话道："敢问太医可有解决之道？"

老太医又一捋胡子，道："寻常的方子，尽是三七丹、拔毒散那些，做不得路数。微臣祖上传下一方，专治此等浊邪之症，效果立竿见影啊！"

王小胖大喜，心想现代人都非得来一刀的事儿就这么被轻

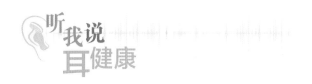

描淡写地解决了，忙问："敢问先生，此方为何？"

老太医一把又一把地将着胡子："该方是微臣祖辈代代口耳相传，内容倒也简单。取蜈蚣、蝎子、五步蛇、狼蛛、蟾蜍同煮，煎至一碗，日服，有以毒攻毒之效。配合家传针法，不日即可痊愈。"

王小胖忙问："是何针法？"

老太医仰头哈哈一笑，猛地从背后抽出一根胳膊粗细、一人来高的棍子，道："那就是……葵花点穴手啊！"

王小胖"啊"的一声弹起来，边往外面跑，嘴里边嚷着："不要点穴！不要吃蜈蚣！不要……"

随着惊叫整个人猛地惊醒了。

王小胖睁开眼，眼前还是高楼广厦里那熟悉的客厅。他抹了把脸，蹭了一手的鼻涕和眼泪。他一骨碌爬起来，从茶几上找到刚才随手扔的药，赶紧按照用药说明吃了。看看天色尚早，他穿好衣服，赶回到医院，二话没说就让医生帮他切开脓包，排脓了。

以后连着一周，他规规矩矩地来医院换药，回家按时吃抗生素。慢慢的，天天换药变成了隔日换药，每次换药时也没那么疼了，终于王小胖痊愈了。他高高兴兴地向医生道别："医生，这回我可算是痊愈了，以后我就不用再来了。"

医生莞尔一笑说："那也难说，其实对于反复感染的耳前瘘管，最有效的根治方法是在控制感染后手术治疗，彻底切除瘘管组织才能保证炎症不复发！"

王小胖听了，先是皱了一张脸，想了想，然后一脸笑容说："我算想明白了，什么耳仓、粮仓，福气是靠自己努力得来的，哪能凭着一两个小洞就说了算！您说手术就手术吧……"

看完上文的故事，您知道什么是先天性耳前瘘管了吗？

它是一种临床上常见的先天性外耳疾病，大多数是在胚胎期耳廓组织发育不全而引起的。表面看，只有一个针眼般的小洞，可是在小孔深面，瘘管纵横交错呈分支状分布。耳前瘘管瘘口多位于耳轮脚前，多为单侧性，也可为双侧。平时耳前瘘管没有任何不适的症状，只有当继发感染时局部才会出现红肿疼痛的临床表现。

耳前瘘管的病因是什么？

耳前瘘管的形成与耳廓胚胎发育异常有关，具体为胚胎期

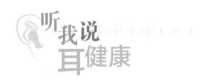

形成耳廓的第一、第二腮弓的小丘样结节融合不良或第一腮沟封闭不全所致，是常见的耳科先天性疾病之一。存在家族遗传现象，是一种常染色体显性遗传病。

耳前瘘管里装的不是福气，那是什么东西呢？

瘘管的腔壁是复层鳞状上皮，管内装的是毛囊、汗腺、皮脂腺等，所以当我们挤压时会有少量白色黏稠性或干酪样分泌物从管口溢出。

耳前瘘管急性感染时该如何处理？

首先，应用抗生素，对已经形成的脓肿，先行切开引流，待感染控制后行手术治疗。

有耳前瘘管是必须要切除吗？

单纯型耳前瘘管不需要治疗，但如果瘘管长期有分泌物，或者形成过脓肿，需要在非感染期进行手术切除。

耳闷，可能是癌

"耳闷"这个词想必大家并不陌生，前面的内容已经讲过了航空性中耳炎等疾病，大家也知道应该采取什么有效措施来缓解症状。下面要和大家说的"耳闷"可是个大问题。为什么这么说呢？还是先介绍几个病例看一下吧。

病例一：男性，40多岁，是我们身边的一位外科同事，平时患有鼻炎，经常鼻塞、流鼻涕，最近出现左耳发闷症状，自认为是鼻炎引起的中耳炎，也没当回事，更没去耳鼻咽喉头颈外科看病，自己就吃上治疗鼻炎、中耳炎的药。就这样3个月过去了，左耳发闷的症状反反复复不见好转，直到一次他值班起床后，忽然发现张嘴想说话时舌头麻木不能动了，这才意识到不对劲，赶紧来耳鼻咽喉头颈外科就诊，经检查最终确诊为鼻咽癌，已经是晚期，半年后就去世了。

病例二：门诊一位分泌性中耳炎患者，小伙子只有18岁，他的中耳炎在其他省市反反复复治疗了半年。我们都知道分泌性中耳炎主要的临床表现是耳闷堵、听力下降，常规治疗是鼓膜穿刺抽出中耳的积液就能让听力恢复。这位患者每次治疗后听力确实能好一阵，但是没过多久就又会觉得耳朵发闷，

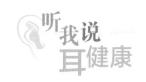

听声不清。就这样反反复复穿刺治疗了半年。最后，家人带他来到北京就医，经鼻内镜检查，发现他的鼻咽部长了肿物，取病理送活检，最终确诊为鼻咽癌。

病例三：我的一位朋友，老人62岁，平时身体很好，前不久遛狗时与他聊天，发现他左侧脖子上长了一个大约6cm×5cm大小的包，问他原因，他说自己脖子上有这个花生米大小的包块已经两个多月了，没太当回事，就是觉得这两周包块忽然长大了很多。我建议他尽快去医院查明原因。第二天来到医院就诊，医生仔细询问病史发现他的三个典型症状：①两个月前出现耳闷塞感觉和耳鸣症状，自认为是上火了，没太在意。②出现头痛症状，从偶尔头痛慢慢变为持续性头痛。③在擤鼻涕时发现涕中带血。最后，医生为他做了左侧颈部淋巴结活检术，术后病理回报他患了鼻咽癌，并且已经出现了骨转移，失去了最佳的治疗机会。

以上三个病例，在发病时的最初症状都是我们平时最为常见的耳朵发闷、鼻子不通气和涕中带血，但由于不重视，结果漏诊了鼻咽癌这个元凶，导致了悲剧的发生。

什么是鼻咽癌?

鼻咽癌就是发生在鼻咽部位的恶性肿瘤。因鼻咽的位置深而且隐蔽，所以鼻咽癌早期症状不明显，不易被发现。

鼻咽部到底位于哪里?

鼻咽部位于我们鼻子的后面，咽部的上面，鼻子与咽部交界的地方。鼻咽癌是我国高发的恶性肿瘤之一。从流行病学上来看广东、广西、湖南、福建等南方省份为鼻咽癌高发区，可以排名南方地区全身恶性肿瘤的第四位。鼻咽癌的发病与遗传因素、EB 病毒感染及环境因素有关。男性发病率比女性高 2～3 倍。肿瘤多发于鼻咽部咽隐窝及顶后壁。

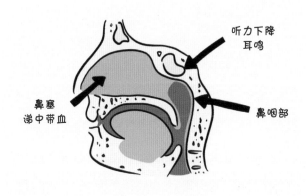

鼻咽癌的临床表现

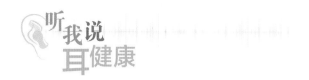

鼻咽癌有哪些临床表现？

鼻咽癌患者最早期的临床表现就是鼻涕中带血丝，特别是倒吸鼻涕时带血，严重者可导致鼻出血。还可出现单侧鼻塞，随着肿瘤增大逐渐进展为双侧鼻塞。除此之外，还有反复发作的单侧分泌性中耳炎症状，症状表现为单侧耳闷、耳鸣、听力下降等。

鼻咽癌易发生颈部淋巴结转移，在首诊的患者中有 60% 是因为发现颈部淋巴结肿大，才来看病的。随着疾病的发展，肿物逐渐增大，压迫、侵袭邻近组织，患者还会出现头痛、呛咳、伸舌偏斜等症状。若肿瘤侵入颅内还可引起头痛、双眼视物模糊、复视等。

怀疑鼻咽癌时应该做哪些检查？

EB 病毒感染是鼻咽癌发病诱因之一，EB 病毒感染往往表现为一次不典型的"感冒"。临床中 EB 病毒检查是鼻咽癌诊断的辅助指标之一，化验单上我们看到的 EB 病毒包括 EBV-IgG 和 EBV-IgM。如果您看到自己检测 EB 病毒的免疫球蛋白 G（lgG）抗体阳性时也不要惊慌，它只不过表明您以前被 EB 病毒感染过而已。其实在我们正常人群中 EB 病毒的感染率大于 90%，终生携带抗体。但如果您看到自己检测 EB 病毒早期抗原 lgA 抗体（EBV-EA-lgA）抗体阳性，就要引起警惕。需要到耳鼻咽喉头颈外科做鼻内镜检查，必要时完善活检和 / 或影像学检查。除此之外，还可以监测 EB 病毒抗体滴度的动态变化，作为临床诊断、估计预后和随访监控的指标。

在临床上鼻内镜检查取活检进行病理诊断是确诊鼻咽癌的金标准。CT 和 MRI 检查的目的是了解肿瘤侵犯的范围和颅底骨质破坏的程度。鼻咽癌晚期患者，还可以做全身 PET-CT 及骨扫描等。

一旦确诊得了鼻咽癌应该怎么治疗？

鼻咽癌的治疗手段包括放射治疗、化学治疗、靶向治疗、中医中药治疗。选择单纯放射治疗或放射治疗和化学治疗的综合治疗，主要根据病人的年龄、一般情况、病理类型、肿瘤分期等分层治疗，无论如何，**放射治疗都是鼻咽癌最主要的治疗方法。**

早期鼻咽癌（Ⅰ、Ⅱ期），5 年生存率在 90% 以上，局部晚期鼻咽癌（Ⅲ、Ⅳ期）的 5 年生存率也达到了 80% 左右。说明早发现、早诊断、早治疗是提高鼻咽癌疗效的关键。

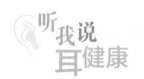

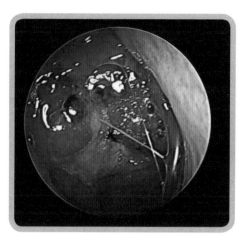

鼻内镜下鼻咽癌患者鼻咽部改变

日常生活中我们该如何预防鼻咽癌的发生？

首先，在饮食上，少吃或不吃含亚硝胺类的食品，如腌制的咸鱼、咸酸菜、咸肉和某些含亚硝胺类的罐头食品。

其次，一旦发现自己出现涕中带血、反复单侧耳闷等症状，必须及时到正规的医院接受检查，以确诊自己的身体状况，避免更严重的情况发生。在日常生活中要养成良好的饮食和卫生习惯，避免过度劳累和熬夜。适量参加体育运动，增强自身抵抗疾病的能力。

再次，建议那些"耳闷"的患者如果超过两周没有缓解，请及时就医。

最后，还要提醒 40 岁以上，生活在我国南方地区，平时有烟酒嗜好的男性同志，当出现耳闷、涕中带血等不适时要及时就诊。医生会给您进行详细全面的检查，根据检查结果进行下一步的治疗，尽可能帮助每一位患者早日解决耳闷的困扰。

耳鼻咽喉头颈外科
常见的耳外伤有哪些

说起耳外伤，我想到了两个人，一个是梵高，另一个是中国式"梵高"——徐渭。他们有很多共同点，譬如说同样是才华卓越，同样是生前孤独寂寞，死后无比辉煌等。除此之外，他们还有一个相似的地方就是都对自己的耳朵下过"毒手"！其中的原因在这里我们不多加评论，但至少可以证明一点，就是耳朵容易遭受外伤。

耳外伤按损伤部位来分，可分为外耳损伤、中耳损伤和内耳损伤。按照损伤的性质不同又分为割伤、烫伤、挫伤和钝伤等。

讲外伤之前，我们先复习一下外耳的组成，外耳由耳廓和耳垂两部分组成。耳廓部分是皮包软骨，缺少皮下组织。为什么耳廓受伤出血又多又疼呢？主要有两点原因，一是耳廓缺少肿胀的空间，所以疼痛会更为敏感。二是耳廓血供丰富容易出血。

软骨损伤如果处理不当，很容易进展为化脓性软骨膜炎，引起耳廓变形。

外耳损伤最常见的是耳廓损伤，包括各种机械性损伤、冻伤、烧伤等，其中以挫伤和撕裂伤最为常见。

挫伤轻者，仅感局部微痛，轻度红肿，软骨与软骨膜之间无渗血，组织损伤不显著，多可自愈。重者，耳廓受伤处形成半圆形紫红色血肿，局部胀痛明显。

撕裂伤轻者为裂口，重者耳廓局部缺损，甚至耳廓部分或完全断离。在临床工作中令我印象深刻的是曾在急诊见过一对情侣，因为男方提出分手，女方在盛怒之下一口狠狠地咬了男方的耳朵，导致耳廓咬伤。其实这样做非但不能挽回爱情，还有可能会被对方追究法律责任。

耳廓血肿常见于耳廓挫伤以后，由于血液淤积在内不能自行吸收，导致局部疼痛。

讲完了外耳损伤，接下来再说说中耳损伤。

中耳损伤以鼓膜穿孔最为多见，引起鼓膜穿孔的原因有很多，譬如打架扇耳光、燃放烟花爆竹、掏耳朵等。临床上最多见的是打架所致的鼓膜穿孔和以前逢年过节燃放烟花爆竹所致的鼓膜穿孔。记得在禁放烟花爆竹之前，每年春节急诊就诊最多的就是耳朵疼或是耳朵出血听不见声音。问及原因，都是在近距离无保护的情况下接触过爆竹声，查体常见鼓膜穿孔。这里提醒大家，放炮时一定做好防护措施，尽量远离爆破声。

最后和大家说一下内耳损伤。

内耳损伤多并发于颞骨骨折或其他头部外伤。颞骨骨折通常由车祸、颞枕部撞击、坠落等所致，占颅骨骨折的14%~22%。根据骨折线与颞骨岩部长轴的关系，可分为纵行骨折、横行骨折、混合型骨折和岩尖骨折。

颞骨纵行骨折最为多见，占70%~80%。多由颞部和顶部受到撞击所致，常伴有中耳结构受损。表现为耳出血、传导性聋或混合性聋，如发生硬脑膜损伤则可出现脑脊液耳漏，进而出现化脓性脑膜炎等并发症，严重时可危及生命。

颞骨横行骨折较少见，约占20%，主要由枕部受到暴力所致，因骨折线可通过内耳道或骨迷路，常有耳蜗、前庭及面神经受损的症状，如感音神经性聋、眩晕、自发性眼震、面瘫和血鼓室等。

混合型骨折更少见，常由于颅骨多发性骨折所致，可同时发生颞骨纵行与横行骨折，引起鼓室、迷路骨折，出现中耳与内耳症状。

岩尖骨折很少见，因其位置的特殊性，受伤后可损伤第Ⅱ～Ⅵ对脑神经，出现弱视、眼裂变小、上睑下垂、瞳孔扩大、眼球运动障碍等眼部症状及三叉神经痛或面部感觉障碍。

总之，无论何时何地，防患于未然最重要。大家不妨和我一样，在工作生活中做到劳逸结合，合理用耳，避免噪声，远离暴力，和气待人。

一场车祸让他
变成了"面具脸"

车祸和面无表情，是不是听起来毫无关系，但前不久门诊就来了这样一位男性患者，他前段时间出了车祸，头部受伤，在医院急诊做了头部手术。本以为病就好了，可谁承想屋漏偏逢连阴雨，头部的创伤是治好了，可他的脸却出现了大问题！帅气的小伙子现在竟然和中风的人一样，出现了口角歪斜、喝水漏水、左侧眼睛不能闭合的问题。家人带着他赶紧来耳鼻咽喉头颈外科就诊，经检查确诊为外伤性面神经麻痹。

听到这个诊断，小伙子和家人都很焦急，小伙子还年轻没有结婚，工作也正处于上升期，他担心如果以后天天戴着这张"面具脸"，别说找媳妇了，估计工作都没了。在劝慰他和家人的同时，医生又为他做了纯音测听检查，结果提示左侧患耳听力是混合型聋；面肌电图检查提示，左面神经损伤，神经损害纤维最多处达90%，于是将他收入院进一步治疗。

入院后经过全面评估，医生为他进行了面神经减压术，手术很成功。术后3个月他来门诊复查时，我们见到了挂在他嘴边的笑容。家人说小伙子现在吃饭、说话、张嘴、闭眼、抬眉都没有问题了。小伙子自己也开心地说："一场意外车祸让我痛不欲生，外貌的改变更是让我对生活失去勇气。还好有你们，一次手术让我不但找回了原来的自己，更让我感受到了全家人对我的爱。"

看完这个患者的病例，您是不是也很想知道，为什么一场车祸会导致面神经麻痹呢？下面就和大家说说这回事。

什么是外伤性面神经麻痹？

外伤性面神经麻痹简称"外伤性面瘫"，它多是由于车祸、撞伤等原因造成的颞骨骨折。颞骨骨折可导致面神经损伤，引起周围性面瘫，临床表现为患侧不能皱额、抬眉，闭目露白、眼干，口角歪斜，同时还可合并中耳、内耳的损伤，引起不同程度的听力损失。多数颞骨骨折性面瘫患者通过药物治疗可逐渐恢复，但仍有 23%～35% 的患者需要积极地进行手术治疗。

外伤性面瘫该如何治疗？

临床上保守的治疗方法有药物及物理治疗，目的是促进局部炎症和水肿的吸收，从而帮助面神经机能的恢复。当经过保守治疗，但效果不好时，医生会根据患者面神经的损伤程度和

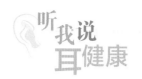

全身情况，综合评估后，决定是否采取手术治疗，手术主要目的是用于面神经减压。

除了上述治疗以外，在面神经麻痹没有完全恢复期间，我们还要注意保护眼部，因为眼睑不能完全闭合，常导致患者出现角膜干燥，此时可以给患者戴眼罩盖住患眼，或涂抹眼药膏预防结膜及角膜感染。如果患者合并鼓索神经损伤造成味觉障碍时，要向患者讲明不要过于紧张，随着神经的康复及代偿，相当一部分患者会得到不同程度的缓解，不会对生活产生较大影响。

最后，为了促进患者面部肌肉功能的康复，我们还可以采取对患侧进行热敷、针灸等方法促进肌肉功能的恢复。

误撞进耳朵里的虫子

急诊科是一个非常历练人的地方，在急诊工作过的女医生，个个都是"女汉子"。不相信我说的吗？那就一起看看急诊女医生所经历的事情吧。

凌晨一点钟的急诊室，还是宛如白昼一般的忙碌着，我们的医生刚刚处理完一位鼻出血患者，就听见急促的敲门声，紧接着一位男患者捂着耳朵跑了进来，"医生，医生……您快帮我看看我的耳朵，里面有东西一直在爬，吓死我了。"只见我们娇小的女医生拿出电耳镜，在他的耳朵上看了一下，接着跟患者说："别动啊，你耳朵里进了一个蟑螂，我给你取出来。"这套动作行云流水，丝毫不拖泥带水，前后没用 5 分钟，"小强"就被医生取了出来。也许有的朋友会说了，耳朵里进蟑螂也不算什么稀罕事啊。但是，我要说的是医生取出来的可不是一般的"小强"，那可是一只待产的"小强"，当然了在一夹一取的过程中，孕妇"小强"被取出来后瞬间就在纱布上早产了，当时把患者吓得一惊而起，我们的医生却很淡定地处理了这一家子。

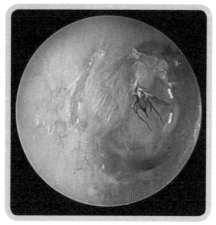

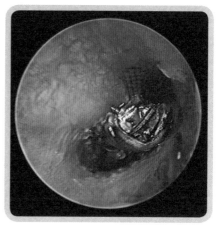

贴在鼓膜上的蟑螂　　　　　　　　产卵的蟑螂

　　无独有偶，在门诊我也曾遇到过这样一位患者，是一个年轻的小女孩，家里养的宠物是兔子，闲来无事免不了抱起来亲热一番。这几天，她总觉得耳朵里有"嗒嗒嗒"的声音在响，于是来医院就诊。没成想在耳内镜检查下，我们发现患者耳朵里有一个白色的小虫子在爬动，我们猜想有可能是因为女孩经常和宠物亲密接触，导致宠物身上的寄生虫跑到了她的耳朵里。最后，我们用水将小虫子冲了出来。

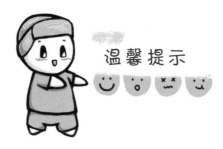

温馨提示

这里也提醒养宠物的朋友们，要定期为宠物做健康检查、防疫注射及宠物驱虫，否则倒霉的会是你自己。

最后和大家再讲一个病例，大妈出国旅游带回了一只外国虫子。

患者是一位 56 岁的女性，不久前刚刚从尼泊尔旅游回来，到家睡了一觉后总觉得耳朵里有"咔咔咔"的声响，在家门口的社区医院就诊后，医生说里面有东西，建议她到大医院把东西取出来。于是，她来到我们科室，在耳内镜下医生发现了一个可以致命的小飞虫——蜱虫。

蜱虫是什么？为什么说它能致命呢？

之所以说它可以致命，是因为蜱虫可以传播多种疾病，如发热伴血小板减少综合征、莱姆病、森林脑炎、巴贝西虫病、蜱传斑疹伤寒等。被蜱虫叮咬严重时或致瘫痪，甚至呼吸衰竭、死亡。

至于为什么社区医院让她到大型医院来就诊，主要是因为，蜱虫不同于其他昆虫，直接用器械夹出来，或是用水冲洗外耳道，在蜱虫的头部和两只脚上都有倒钩，倒钩会深深插入外耳道皮肤里，如果强行将其拔除，只会让它的脚更深的刺入皮肤里。即使凭借蛮力把它强行拔出来了，那么结局很有可能是蜱虫的头或者脚还留在外耳道的皮肤里，这样一来反而更容易引起继发感染。

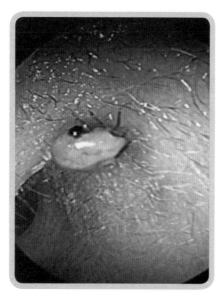

耳朵里的蜱虫

该怎么将它取出呢？

我们先将含有酒精的棉球，避开蜱虫塞进耳朵里靠近鼓膜的位置，这样做的目的是防止一会儿取出时，它往里爬损伤我们的鼓膜。接下来就要用酒精麻醉蜱虫了，用酒精棉签涂在它的全身，给它"麻醉"，让它慢慢地放松四肢，然后快速地用中耳钳将其完整取出，把取出后的活蜱虫放置在弯盘内用火将其烧死后才可倒入医用垃圾桶中。

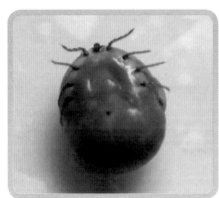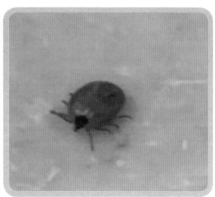

取出来的蜱虫

日常生活中假如您遇到这样的事情该怎么办？

　　虫子进入耳朵，本身并不可怕，但是很多没有医学常识的人会认为虫子顺着耳道会爬到脑子里，从而产生非常强烈的恐惧感。其实这一点您大可以放心，别忘了我们的门神"鼓膜"保护着中耳呢。

　　当然了，虫子在我们的鼓膜上爬行时，所引起的疼痛和噪声是让人难以忍受的，甚至可以用让人发狂来形容，此时，您千万不要惊慌，更不要自行处理。因为处理不当会导致出血或损伤鼓膜，还可能会刺激虫子爬入耳道深部，引起更严重的后

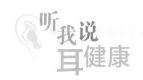

果。也不要轻信什么偏方，譬如说**手电照射就是错误的方法**，因为蟑螂多数畏光，拿灯光照射反而使它钻得更深。更不要企图妄想往耳朵里滴消毒剂杀死蟑螂，这样的做法不但会损伤外耳道皮肤，甚至会造成鼓膜穿孔，反而让虫子进入中耳。也不要尝试自己把虫子夹出来，这样做很危险，容易损伤到鼓膜，造成鼓膜穿孔。最正确的方法就是迅速来医院，交给专业的医生来处理，保证没问题。

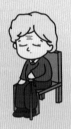

助听器的
那些事儿

助听器与老花镜

日常生活中大家发现一个现象了吗？当我们看到一个人戴着金丝眼镜时，会觉得这个人斯斯文文的很儒雅，有学问。相反，如果我们看到一个人耳朵上戴着助听器时，我们肯定会觉得这个人耳朵有毛病，不是残疾就是聋哑人士。

您是如何看待这个问题的呢？人们的表现是科学现象还是文化现象呢？助听器和老花镜在我们的日常生活中，究竟又起着怎样的作用呢？

我们都知道，人与自然界之间是需要沟通交流的。眼睛帮助我们去看大千世界，耳朵帮助我们去聆听万物的声音，嗅觉、味觉和体感帮助我们与周围的一切产生互动，让我们能够感受到自然万物的变化。它们中无论谁出现了问题，都是一种悲剧。

先说说我们心灵的窗口——眼睛。

想当初，在眼镜传入中国之前，我们的老祖宗们如果眼睛看不清东西了，他们只能在昏暗的灯光下，眯缝着双眼用力盯着东西看，要不然就是把眼睛瞪得很大，用力揉自己的眼睛，可惜无论哪种方法都无济于事，他们只能认命。后来，眼镜传入了中国，视力不好的人戴上眼镜，视野立刻澄明，不仅看清了五彩世界，更照亮了他们的内心。

再说说我们的耳朵。

想当初，我们的老祖宗听不清声音时，他们唯有不断靠近说话的人，试图让自己听得清楚些。除此之外，他们也只能不断地要求别人大点声，再大点声，最后无奈地摇摇头，只能认命。后来，助听器传入了中国，虽然戴上助听器可以听清声音了，但是人们总觉得这不是什么光彩的事情，有些人直接拒绝佩戴它。还有些人即使戴上助听器，也是遮遮掩掩的。

为什么眼睛不好的人，戴上眼镜后可以穿梭于各种社交场所受人尊重。为什么耳朵不好的人，戴上助听器后，就会被别人嘲笑，给人的心理带来严重创伤呢？是什么原因造成这种局面的呢？

在回答上面问题之前，我们还是看看眼镜和助听器的"前世"吧。

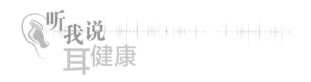

据说，1289 年在佛罗伦萨出现了最早的眼镜，是由一位名叫阿尔马托的光学家和一位生活在比萨市的意大利人斯皮纳发明的。我国在明朝中期开始出现眼镜制造产业。时过境迁，斗转星移，改变的是历史，不变的是人们对眼镜的宠爱。直至今日，眼镜仍是彰显一个人时尚与品位的"装备"。

接着我们再说说助听器，其实人类最早的助听设备是我们的手掌。人们把手半握成杯状，放在耳后，目的是能听清楚别人的说话。这就是原始的集声助听器时代。

但是，这么做真的可以集声吗？

事实证明是有用的，这么做相当于加大了耳廓的面积。研究显示可以使中高频听力提高 5～10 dB，对轻度听力损失的人帮助比较大。

接下来和大家说说助听器的发展史。

第一台耳聋电子助听器是在 1896 年由一个叫贝尔的人发明的。那时的助听器就是一个庞大的扩音器，不能随便移动位置，虽然使用起来不方便，但至少改变了那时耳聋人的现状。我国是从 1958 年开始生产盒式助听器的。细算起来，助听器在我国也不过几十年的发展历史。很多人在对助听器的认知上存在误区也是正常的。

其实，无论是眼镜还是助听器，从原理上来说都是帮助人们感知自然的一种辅助手段。为什么会出现对助听器的误解和偏见呢？

我想其中的主要原因是两者出现的时间存在着差异。我们设想一下，如果先有了助听器，后有了眼镜，是不是人们对助听器的认知，就和现在对眼镜的认知一样呢？佩戴助听器的人是不是也会受人尊重，成为有学问、有地位、高贵人士的象征呢？历史不能重演，但这确实是一种可能。

助听器的"前世"与"今生"

现在人们对助听器都不陌生。我第一次听说助听器是在1992年，犹记得那时闺蜜说她奶奶听力越来越差，想买一个助听器送给奶奶，于是我陪她去买了一个助听器。那时我们也不知道需要检查听力，以为只要戴上就可以了。至于后来怎样，我就没有追问过了。

现在想起来，那时的自己实在有点孤陋寡闻了，只是单纯地把助听器当作普通的电子产品来购买，根本不了解它的使用原理，更加不知道还需要测试听力和验配。

助听器的简史

前面说过了，人类最早、最实用的助听器就是听障者自己的手掌。受到手掌集音的启发，人们先后发明了各种形状、简单的机械装置，如像喇叭或螺号一样的"耳喇叭"，木制的"听板""听管"，像帽子和瓶子一样的"听帽""听瓶"，像扇子和动物翅膀一样的"耳扇翼"，以及像听诊器一样的"讲话管"等。

这些简单的机械助听装置一直使用了几百年，虽然看起来很滑稽，但却使听障者提高了听力。直到 19 世纪，才逐渐被炭精电话式助听器取代。

助听器的发展先后经历了七个时代：手掌集音时代、炭精时代、真空管、晶体管、集成电路、微处理器和数字助听器时代。

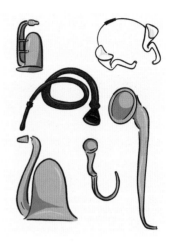

喇叭式助听器

1878 年，美国科学家贝尔发明了第一台炭精式助听器。这种助听器是由炭精传声器、耳机、电池、电线等部件组装而成的。1890 年，奥地利科学家 Ferdinant Alt 制备出了第一代电子管助听器。1904 年，丹麦人 Hans Demant 与美国人 Resse Hutchison 共同投资批量生产助听器。到 20 世纪 40 年代，已经有气导和骨导两种类型的助听器了。

随着社会的发展，人们追求外形更小的助听器，19 世纪末至 20 世纪初碳粉麦克风助听器、真空电子管助听器相继出现了，此时的助听器呈盒式。

20 世纪 50 年代，晶体管进入商业性应用中，原先助听器使用的真空管被晶体管所代替。因晶体管的体积非常小，故一

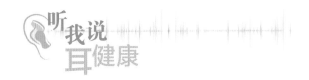

小部分助听器可以佩戴在头部，随即出现了第一台戴在头部的助听器，即眼镜式助听器，在眼镜架的一侧装有受话器，另一侧装有麦克风。

为了满足用户对隐蔽性的需求，20 世纪 60 年代，相继诞生耳背式与耳内式助听器，并迅速地占领了主流市场。现在，耳内式助听器可以按照使用者个人耳道形状取模制成，符合人体工学，贴合个人耳道，佩戴舒适。对于喜欢户外运动的老年用户，也不用再担心脱落了。

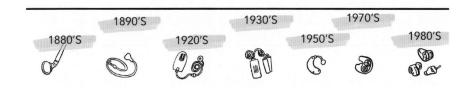

助听器的发展历程

经历了一百多年的风风雨雨，今天的助听器已经有了耳道式、耳背式、盒式、眼镜式、发卡式、无线式等多种类型，因为数字芯片、人工智能的发展以及科学家对听觉生理的深入研究，助听器的助听效果明显提高，可以预见，将来的助听器体积会越来越小，功能越来越强大，并能造福于更多的听力损伤人士。

什么情况下需要
佩戴助听器

前面和大家讲解了助听器的发展史，也分析了助听器的未来，那么哪些人需要佩戴助听器呢？

其实，佩戴助听器的不仅有老年人，也有中年人、年轻人、小朋友甚至还有咿呀婴儿，为什么每个年龄段的人群，都有佩戴助听器的呢？

我们先说说老年人，随着年龄的持续增长，人们的听力会出现逐渐衰退的现象。老年人的听力减退一开始主要表现在高频区（日常我们说话的声音是中低频区），所以常常被大家忽略。但随着年龄的不断增长，听力衰退逐渐波及中低频，这时就会明显影响老年人的日常生活了。

老年人出现哪些表现时，说明听力出现问题了？

1. 和家人聊天时，爱打岔了。
2. 说话声音特别大，自己还没有感觉，反而嫌弃对方说话声音太小了。

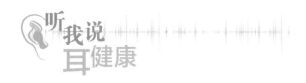

3. 在看电视的时候，电视声音小听不清、声音大又嫌吵。

4. 对别人所说的话只闻其声不解其意。

如果老年人出现了以上情况，千万不要大意，有可能是耳朵出了问题。建议您带老人去医院进行听力检查，如果确诊是老年聋也不要紧张。因为轻度的老年聋，在不影响言语交流的情况下，一般不需要特殊干预。如果是中重度的老年聋，并且已经影响到日常交流，就建议要给老人选配助听器了。

老年人不愿意戴助听器的误区有哪些？

◆ 戴上助听器怕遭人嫌弃。

现在的科学技术已经很发达了，助听器也可以做到非常隐蔽，譬如说戴在耳道中的耳道式助听器或是隐藏在头发里的耳背式助听器。

◆ 人老了，听力不好是正常的，不用戴。

研究表明，在老年人听力下降早期给予听觉干预，可以预防老年痴呆等疾病，更能提高生活质量。

◆ 助听器价格要上千元甚至上万元，太贵了，不值得。

怎么说呢？人活一辈子，好不容易到了该享清福的岁数，却因为听不见让生活失去乐趣，实在不值得提倡。只有自己的生活质量提高了，才能让儿女安心工作，这个付出是值得的。

◆ 助听器的价格太贵，可以先戴一只。

建议双耳听力不好的老年人，最好选择双耳同时配戴助听器。优点是能分辨左、右声源方向，从而可以避免很多危险的发生。

◆ 戴上助听器会越来越聋。

验配助听器后，只会减缓听力下降的速度，不会越来越聋。

说完老年人，我们再来说说年轻人。世界卫生组织于2019年发布的最新报告显示，将近50%的12～35岁人群，由于长时间和过度暴露于巨大的声音环境中（包括通过个人音频设备收听音乐），而面临听力损失的风险。具体来说譬如经常开演唱会的艺人、晚上去酒吧的年轻人、从事噪声工作的人群等，这些高强度的声音都是造成他们听力受损的诱因。

什么情况下，年轻人也需要佩戴助听器呢？

噪声性耳聋、药物性耳聋以及长时间的感音神经性耳聋患者，如果听力下降明显，影响到日常生活，药物治疗也不能解

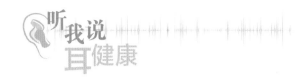
决的情况下，应考虑配戴助听器。

对于轻度听力损失不影响言语交流的人，是否使用助听器取决于个人工作以及生活对听力的依赖程度。对于中度以上听力损失的人，正确选择及使用助听器会对听力有很大帮助，并且保护残余听力。重度听力损失的人，助听器可以提高聆听效果，提高生活质量。极重度听力损失的人多需要唇读与肢体语言的帮助，才可以与他人进行交流，助听器可以帮助他们提高生活质量，防止大脑语言中枢退化。

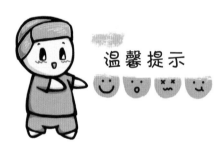

温馨提示

日常工作生活中，不要长时间暴露在高强度环境噪声中，避免损伤我们的听力。在使用音响、耳机时，防止声音过大及长时间使用，以防对我们的听力造成损伤。

为什么小宝宝也戴助听器呢？

这种情况多见于三种原因。一是遗传；二是病毒或是细菌感染；三是药物毒副作用。对于这些明确诊断极重度听力损失的孩子，我们建议在 3 个月左右开始使用助听器，帮助孩子早期言语发展。对于轻中度和重度听力损失的孩子也建议在 6 个月或 1 周岁以内选配助听器或是考虑人工耳蜗植入。

在为孩子佩戴助听器时，建议家长不要只考虑美观，一定要选配最适合自己孩子的，因为选配不适合的助听器会影响孩子的听力和发音。另外，佩戴助听器后一定要定期进行专业的听力测试及评估，以便验配师及时调整助听器的参数，让孩子始终保持最佳聆听效果。

助听器的
组成以及原理

有人看到这个题目会说了，助听器不就是个放大器吗？有什么原理可讲的呀。但是您知道吗？就是这个小小的放大器，却唤醒了无数听力损失人士的耳朵，让他们重新听见声音。

助听器的基本组成元件有哪些？

1. 麦克风。2. 放大器（芯片）。3. 受话器。

麦克风是一个换能器，负责把接收到的声音信号，转换成为电信号。再把这种电信号输出，传输到放大器。因为麦克风需要捕捉周围的声音，所以，麦克风口通常都是朝向外侧，被安装在无明显阻挡的位置。

目前，绝大多数助听器的放大器，都采用数字信号处理技术。当放大器接收到麦克风传输而来的电信号时，会把这些电信号转换成为数字信号，放大器对这些数字信号进行数学处理——放大。最后，把这些数字信号重新转换成电信号，输出到受话器。

受话器就是一个微型的扬声器，当它接收到放大器传输过来的放大后的电信号时，把这些电信号还原为声音信号；被放大后的声音信号通过输出后，被人耳所听到。由于受话器负责把放大后的声音输出，它的出声口通常朝向耳朵的鼓膜。

助听器作为重要的生活辅助设备，帮助很多人解决了听力问题，但助听器不是普通的电子商品，而是一种医学康复设备。所以，这里提醒大家，一定要到专业听力康复机构验配。

戴上助听器就一劳永逸了吗

很多人都觉得戴上助听器就应该像戴上眼镜一样，能立刻看清东西。这种想法是错误的，因为两者不能相提并论。配眼镜时，验光师会根据近视、远视或散光的程度，选择不同屈光度的镜片，让使用者试戴，使用者也是在试戴过程中不断调节度数，才能达到一个适合自己的舒适度数。

选配助听器时，验配师同样也会根据听力损失的程度和音域范围，选择适当的助听器。之所以不能立即感受到明显的效果，那是因为大多数听力问题是感音神经性听力损失或混合型听力损失，使用者需要有一个适应听觉变化的过程，才能达到满意的效果。这也是为什么验配师让您定期复查的意义所在。

所以说戴上助听器后不是万事大吉，一劳永逸的，需要我们精心地爱护它、适应它，让它成为我们耳朵的好帮手。

为什么戴助听器听到的声音，与好耳朵听到的声音不一样呢？

之所以出现声音上的差异，是因为有很多人并不是在听力

188

损失后立即佩戴助听器的，而是在听力损失很久后，才佩戴的。由于大脑长时间没有接收到正常的听觉刺激，导致听力损失一侧耳朵的言语分辨率也会衰退。拖得时间越长，对正常声音的感知也就越差。要想达到双耳聆听效果一样，需要一个调试和慢慢适应的过程。

身边也有朋友和我抱怨，给家里老人花钱买了助听器，可老人就是不爱戴，说戴了也听不清楚，声音还太吵，戴不戴就那么回事。这里要和大家纠正一点，我们不是买助听器，而是验配助听器，虽然是一字之差，但这里面的差别可大了。

戴上助听器后该注意什么，又该多久去调试一次呢？

验配后的第一周，您可以选择在家中安静环境下每天先佩戴 1 ~ 2 小时助听器，通过和家人对话来慢慢适应。尽量让自己用戴助听器的耳朵去聆听别人的讲话。**切忌着急用助听器看电视、听广播。**一定放慢速度让彼此都有一个适应的时间。

第二周，您就可以把每天戴助听器的时间延长到 4 ~ 5 小时，可以尝试去公园、超市转转，您会发现声音比以前清晰了。

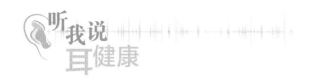

第三周，除了休息时间，您可以都戴着助听器了，可以尝试到外面不是很吵闹的地方转转，尝试和他人说话，看看自己的新耳朵是不是真的都能听清楚了。即使听不清也不要着急，更不要企图通过开大音量来听清别人的说话，这些做法都是错误的，可以让对方放慢语速、吐字清晰一些，您会发现自己棒棒的！

当然了，长时间佩戴助听器，并不是让您一天 24 小时都戴着，每天佩戴 12～16 小时，睡觉时摘掉就可以了，因为佩戴它睡觉一是不舒服，二是容易在熟睡翻身时弄丢或是损坏，到时发出啸叫声反而影响睡眠。最主要的也是让助听器在干燥盒里除湿保养一下。

总之，刚戴上助听器，会出现这样或那样的不适，千万不要着急，刚开始都是这样的，不要想着戴上就能解决一切听力问题。助听效果不尽如人意时，不要沮丧也不要抱怨，更不要把它们放进抽屉里"雪藏"，这些都是错误的。您要与验配师多沟通，告诉他们您在使用助听器时遇到了什么问题。您讲述的越多越仔细越好，验配师会帮助您把助听器调试到最佳状态。

谁说"耳背"没事

和大家说个身边的实例吧。半年前一位其他科室的同事，拿着她的听力结果来耳鼻咽喉头颈外科看病，她今年才50岁，检查双耳鼓膜完整，也没有患过中耳炎，否认家族遗传，自述听力损失近1年，无助听器佩戴史。

最近自觉听力越来越差，别人凑在她耳边想和她说些事情，她却只能听见声音，但是人家说了什么，她却不知道。这种情况越是在嘈杂的环境中越是明显，于是她赶紧到耳鼻咽喉头颈外科看病。根据她的听力结果，医生给出两个解决方案。一是维持目前状态，平时注意减少使用耳机的时间，不要在噪声强的环境中长时间活动。二是佩戴助听器改善目前的状况。开始她也犹豫了一段时间，后来觉得听不清实在太影响工作和生活，最终在验配师的帮助下，选配了一款适合自己的助听器，效果非常明显。

再和大家分享一个病例吧。一个朋友回家看望妈妈，按了半天门铃没人开门，进门发现妈妈在家，但没有听见门铃声。和妈妈聊天更是答非所问，她意识到可能老人的耳朵出现了问题。第二天，她带着妈妈去了医院，医生询问病史后，为妈妈

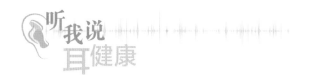

做了听力测试检查，发现妈妈的听力水平已经属于重度听力损失，符合老年聋的特点，建议她们选配一款助听器。妈妈一听要花钱买助听器，急忙说："不用不用，大点声说我能听见。"朋友连忙追问医生，什么是老年聋?

老年聋是指随着年龄的增长，双耳听力进行性下降，以高频听力下降为主的感音神经性耳聋。这是人体衰老在听觉系统的自然表现。虽然存在个体间差异，快慢不一，但这是一个普遍现象，这种退化终身不停，而且年龄越大老化越快。

听完医生的解释，需要佩戴助听器，老人连忙说"不要，不要，戴上它人家该嘲笑我老了"。朋友意识到问题的严重性，连忙做起了妈妈的思想工作。和妈妈解释道："助听器是帮助您听见声音的一种工具，就像眼睛不好，戴上眼镜的道理是一样的。绝非评判一个人老与不老的标准。助听器是科技进步的体现，现在的助听器越来越人性化，戴上它外人根本看不出来，没准还认为您是个时髦老太太呢。现在的您，楼也不下了，也不和邻居聊天了，不就是因为听不清别人说话嘛，长此下去您只会越来越孤僻，被所有人排斥在外了。最关键的是，我在外地工作也不踏实啊。"听了女儿的话，妈妈最终选配了一款适合她的助听器。

不久前，我问朋友她妈妈的身体状况时，她笑着对我说："老太太的业余生活比我都丰富啦。"

最后，特别强调一下，当双侧听力都出现问题时，要双耳同时选配助听器，这样才能获得好的声源定位能力，千万不要"厚左薄右"。

助听器的保养及
常见问题分析

助听器的正常寿命一般是 5 ~ 8 年，如果保养得当，还可以延长使用时间。但如果日常疏于保养，助听器也可能用不到 5 年就会出现问题！

日常生活中，助听器应该如何保养？

其实助听器出现的问题，主要有以下几个原因。

1. 电池没电了。

2. 出声孔或导声管被堵住了。

3. 麦克风孔被脏东西堵住了。

4. 助听器受潮。

针对上面的问题其实只要日常保养做到"六防"基本就全都解决了。

♪ 六防：防潮、防垢、防震、防电、防高温、防腐蚀。

防潮是指保证助听器的干燥，譬如说在洗头、洗澡、洗脸、游泳、淋雨等时，不要佩戴助听器，防止进水。如果进水了，要马上关机，擦拭干净表面的水分，放干燥盒吸潮处理的时间要长一点，或直接拿到验配中心做专业处理。千万不要强行开机，更不要使用吹风机吹干或是用烘干机烘干，这些都是错误的做法，还会损伤助听器的寿命。

防垢是防止耳垢堵塞，这是助听器常出现的问题之一。耳垢堵塞助听器出声口，会导致无声，甚至损坏助听器。建议使用者可以在佩戴助听器前用棉花棒清洁耳道。如果是油耳的话，每天佩戴前都清洁一下外耳道。睡前专用小刷子清洁助听器的出声孔。定期更换防耳垢装置，通常建议 1 ~ 3 个月更换一次即可。

防震是因为助听器的内部结构非常精密，含有受话器、麦克风、芯片等高精密零件及导丝，如果受到冲击或较大的震动后容易出现损伤。所以建议大家摘取助听器一定要轻拿轻放，不戴时把它放入专用的助听器盒内。

防电是指防止大量静电集聚损伤助听器，造成助听器自动关机等故障。需要您平时穿衣尽量选择一些纯棉或是不易起静电的衣物。实在避免不了时，建议可以先取下助听器后再穿脱衣服。

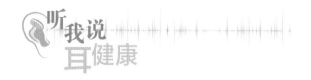

防高温是因为高温不但容易引起机壳变形，过热或温差急剧变化更对助听器外壳材质性能有一定影响，致使外壳承受力不足，受外力冲击时易脆裂，甚至引起内部器件震动损坏。因此，助听器需要经常进行干燥保养。

防腐蚀是指需要使用者在长时间不佩戴助听器时取下电池，避免电池漏液，腐蚀助听器内部零部件。晚上取下助听器后，打开电池仓或将电池取出。

助听器有哪些常见问题？

无声

原因	解决办法
没开机	开机
电池电量不足	更换电池
电池与电池夹接触不良	将电池夹或电池表面的氧化物刮掉
耳模或耳塞内堵塞	清洗耳模,去除异物
出声口、麦克风口过滤网堵塞	去除异物
冬天水蒸气堵塞	拿下导声管,甩干
助听器受潮	干燥处理
内部机器故障	送厂家保修或维修

声音变轻

原因	解决办法
音量电位器放置偏低	把音量电位器调高
电池电量不足	更换电池
耳模或耳塞内堵塞	清洗耳模，去除异物
耳垢过多	咨询医生，清除耳垢
用户听力下降	提高音量或更换大功率助听器
助听器受潮	干燥处理

啸叫

原因	解决办法
标准耳塞不适用	定做耳模
耳模不密封	修改或重做耳模
耳模通气孔过大	修改耳模或取消通气孔
耳钩破裂	更换耳钩
助听器增益过高	调低助听器增益或选用有反馈功能的助听器

有杂声

原因	解决办法
电池电量不足	更换电池
电池与电池夹接触不良	将电池夹或电池表面的氧化物刮掉
开关接触不良	更换开关
噪音过大	麦克风故障，送厂家维修
助听器受潮	干燥处理

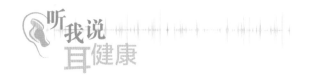

耗电大

原因	解决办法
电池品质不良或电量不足	更换高品质电池
助听器受潮,局部漏电	做干燥处理或送维修处
用户佩戴时间长	观察使用习惯,改掉不良习惯

　　总之，助听器这个小小的电子产品是需要我们用心去呵护的，要想助听器戴得久一些，一定要乖乖做好日常保养工作，定期到验配中心检查保养，这样才能减少助听器发生故障的频率，发挥最佳价值。

助听器的未来

看到这个题目，相信很多人都会说，助听器的未来，还能出什么花样？再发展不也就是个扩音器吗？这种说法，真的太落伍了。举个简单的例子，手机最早出现时，也就是个像砖头一样的大家伙，当时能够接、打电话，人们就觉得很不可思议了，再看看我们现在的手机，接打电话只是它众多功能之一，不但能上网，更是一个迷你版的办公电脑。

这样想想，您是不是也觉得助听器的未来还是很有发展前景的。相信随着社会的进步，医学的发展，助听器也会越来越智能，越来越容易被大家接受。

有人还会说，现在的助听器已经很小很智能了，未来它还会更小吗？会的，相信不久的将来助听器会更小，可调性更精细，聆听感受也会更好。

除了精致小巧以外，助听器还会向个性化发展，生产厂家会根据不同人的要求，生产出个性化的助听器。不仅如此，它还会智能地记录您每天运动和身体的情况，以及身体数值如体温、血压等数据的监测。或许，它还会成为您的智能小秘书，

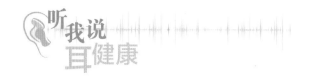

帮您记录声音、转换文字、实时翻译和提醒您的个人安排。

畅想一下，在不久的将来，也许您的助听器会和手机一样，可以聊天、播放音乐、治疗耳鸣、有更好的抗噪功能等，这一切，相信很快就能实现。

当然，助听器不是听障人士的唯一出路，随着中耳手术技术的改善，植入性助听器、人工耳蜗、听性脑干的出现，耳聋问题基本上都可以得到解决。

人工
耳蜗

人工耳蜗的
"前世"与"今生"

  我曾经在网上看过这样一段对话，虽然没有什么科学依据，但是我想也代表一部分人的心声吧。原文是这样说的："假如让你选择是做听障人士，还是盲人，你会选择哪个？"网上很多人都选择做个听障人士，问及原因，回答说在科技发达的今天，听障人士可以通过植入人工耳蜗重新获得听力。但是盲人，至少目前还不能很快重获光明。

人工耳蜗这一伟大壮举真的如此神奇吗？

  让我们一起看看它的发展历程吧。人工耳蜗的研发经历了漫长而艰难的发展过程，从早期意大利科学家 Alessandro Volta 使用金属探针刺激耳道产生听觉，到匈牙利科学家 Georg von Békésy（耳蜗行波学说的发明者）发现声音在耳蜗内的刺激机制，再到美国 Wilson 等人研发的人工耳蜗信号处理算法——连续间隔采样，接着到奥地利科学家 Ingeborg 和 Erwin Hochmair 研发出全世界首例多通道人工耳蜗，大约经历了上百年的探索。

  人工耳蜗发展的五个关键阶段分别为概念性听觉装置验证

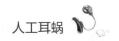

阶段、单通道人工耳蜗阶段、多通道人工耳蜗阶段、更优质的编码策略阶段和现代化人工耳蜗进阶阶段。

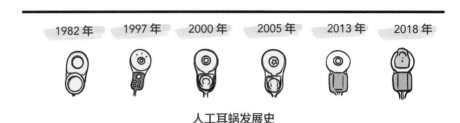

| 1982 年 | 1997 年 | 2000 年 | 2005 年 | 2013 年 | 2018 年 |

人工耳蜗发展史

先说说意大利的 Alessandro Volta 教授，1880 年他在实验中发现电刺激正常耳可以产生听觉，继而为人类开启了概念性听觉的研究。此后，1957 年，法国的 Djourno 和 Eyries 首次将电极放在一位全聋患者的中耳里，使该患者重新获得了音感，此实验再次证实电可以诱发出人的听觉。1978 年，美国的耳科学家威廉·豪斯开发出全世界第一款单通道人工耳蜗，迎来了电子听力的曙光。接着，澳大利亚的格雷米·克拉克教授团队开发出第一款多通道人工耳蜗。

你知道世界上第一个植入耳蜗的听障患者是谁吗？

世界上第一位接受多通道人工耳蜗植入的听障患者是澳大利亚的听障患者罗德·桑德斯。世界上第一例接受双耳多通道人工耳蜗植入的听障患者是乔治·华特森。

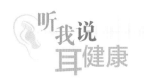

1990 年，格雷米·克拉克教授研发了第一款儿童人工多导耳蜗。自 1991 年以来，格雷米·克拉克教授研发的人工耳蜗通过澳大利亚科利耳公司先后进入日本、韩国、印度等国家和中国台湾、中国香港等地区。目前，全球超过 80 万的听障患者患者植入了人工耳蜗。

接着我们说说中国人工耳蜗的发展史，首先大家应该知道中国首例人工耳蜗植入者叫陆锋。他是一位药物性耳聋患者，1995 年 5 月，北京协和医院曹克利教授主刀为 32 岁的陆锋实施了中国第一例**成人**多导人工耳蜗植入手术。手术很成功，他在失去听力 10 年之后，又重返大千有声世界，他也成为中国内地上万"蜗人"的第一人。

1997 年 3 月 31 日，首都医科大学附属北京同仁医院的韩德民教授主刀为年仅 3 岁半的患者小雯，实施了我国第一例**儿童**多导人工耳蜗植入手术，手术获得圆满成功。小雯出生就没有听力，不能说话，是众多聋哑儿童的一个缩影。她手术的成功为中国的听障儿童康复事业打开了一扇大门，从那一刻至今，全国已经有近 8 万名儿童摆脱了聋哑人的悲惨命运，让数万家庭回归正常。

国人对人工耳蜗的研究从未停止。

1978 年　北京协和医院邹路德教授与无线电厂开始合作研发人工耳蜗。

1980 年　邹路德教授为我国第一例耳聋患者植入了插座式单导人工耳蜗，但术后患者只能听到一个声音，分辨不出声音的性质，也分辨不出语言。这是中国人工耳蜗研发道路上迈出的第一步。

1982 年　北京协和医院王直中教授研发了我国第一台感应式单导人工耳蜗，成功解决了术后感染问题。由于不能分辨语言，植入体内的电极束密封不严出现渗漏，最终停止了前进的步伐。

1984 年　复旦大学附属眼耳鼻喉科医院研制出首套国产单道脉冲人工耳蜗。自 20 世纪 80 年代末开始，复旦大学附属眼耳鼻喉科医院在王正敏教授的带领下开始国产人工耳蜗的研制，于 2003 年研制成功"多道程控人工耳蜗"，并成功地植入耳聋患者体内，取得了良好的临床效果。

此后，研发的脚步从未停止，相信中国的自主研发与创新能力会日益增强，在不久的将来，我们一定会看到更多革命性的人工耳蜗植入体走进听障家庭，为更多的听障人士送去声音。

什么是人工耳蜗

人工耳蜗是一种儿童和成人都可以使用的电子医疗设备，与助听器将声音放大的作用不同，它是绕过发生病变的内耳毛细胞，直接用电刺激残存的听神经纤维让人产生听觉。它由两部分组成，我们所能见到的体外机包括言语处理器、外部麦克风和传输线圈。另外，植入在体内的部分包括一个植入体和一个电极序列（包括工作电极和参考电极）。植入体通过手术放置于耳后的颞骨表面，参考电极放在骨膜下，工作电极插入耳蜗内，电脉冲通过电极通道序列刺激神经，从而产生听觉。

人工耳蜗被植入人体后是如何工作的？

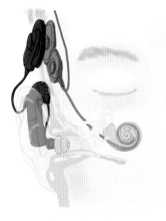

人工耳蜗示意图

人工耳蜗必须实现真实耳蜗的两大基本功能：转换和编码。也就是佩戴于体外的言语处理器，要将外界声音转化为电信号，电信号传入接收器后，通过鼓阶内的刺激电极直接刺激一定范围的听神经，然后听神经再将这种经过特殊编码的电信号传入大脑产生听觉。

植入体部分是不是在我们的颅内呢?

人工耳蜗手术的常规操作范围是颅骨表面和内耳,并不涉及颅内。体内的植入体和体外的言语处理器通过磁铁隔着皮肤相吸,传输无线电信号。由此可知,前段时间网上流传的"丢失耳蜗事件",其实当事人丢失的是佩戴于体外的言语处理器,体内的植入体和电极并未受到影响,无须再次手术。

"耳蜗宝宝"的家长们最关心的事,莫过于孩子戴上人工耳蜗后听到的声音究竟是什么样子的,是和我们正常人一样的呢,还是像机器一样的声音呢?我也曾和几位语后聋患者聊过天,询问他们开机后听到的声音和耳聋之前的声音一样吗?他们的答案是不一样的。有人说植入耳蜗后的声音像机械声,也有人说是发闷的声音。总之,各种声音都有,但是随着康复训练和后续的调机,以及我们大脑强大的重新适应和重塑能力,他们对新声音的识别能力越来越强,完全可以接受并适应这个声音,重新建立一套与他人进行交流的听觉言语系统。

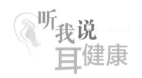

哪些人适合植入人工耳蜗？

根据《人工耳蜗植入工作指南（2013）》，按照语前聋（学说话之前聋的）和语后聋（学说话之后聋的），选择人工耳蜗植入的标准如下。

☆ 语前聋患者的选择标准

1. 植入年龄通常为 12 个月~6 岁。

2. 双耳重度或极重度感音神经性聋。经综合听力学评估，重度聋患儿佩戴助听器 3~6 个月无效或者效果不理想，应行人工耳蜗植入。

3. 极重度聋患儿可考虑直接行人工耳蜗植入。

4. 监护人和 / 或植入者本人对人工耳蜗植入有正确的认识和适当的期望值。

5. 具备听觉言语康复教育的条件。

☆ 语后聋患者的选择标准

1. 各年龄段的语后聋患者。

2. 双耳重度或极重度感音神经性聋，依靠助听器不能进行正常听觉言语交流。

3. 无手术禁忌证。

4. 植入者本人和／或监护人对人工耳蜗植入有正确的认识和适当的期望值。

哪些人不适合植入人工耳蜗？

譬如一些非常严重的内耳畸形患者（如 Michel 畸形或耳蜗缺如等）、听神经缺如、严重的精神疾病和中耳乳突化脓性炎症尚未控制等，这些人植入人工耳蜗不仅无效，甚至还存在一定风险。

当然，并非所有的内耳畸形都是手术禁忌证，临床中大部分内耳畸形患者还是可以植入人工耳蜗的。首都医科大学附属北京朝阳医院耳鼻咽喉头颈外科自开展人工耳蜗植入手术以来，目前共完成人工耳蜗植入手术 400 余例，其中有一半患者都是内耳畸形。

植入人工耳蜗有年龄限制吗？

根据 2019 年版美国听力学学会《人工耳蜗植入临床实践指南》可知，植入人工耳蜗的最佳年龄是儿童阶段，植入年龄的限制变得越来越宽松，但低龄患儿的人工耳蜗植入也要注意

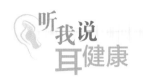

以下几点，要求医生和麻醉师要技术熟练，同时术中还要注意保温，减少出血和手术时间，避免并发症。总之，目前不建议6个月以下患儿进行人工耳蜗植入手术。

最后，着重说一下老年群体。在人口老龄化的今天，老年人是我国最大的听力障碍群体。对于老人来说，愿意主动选配助听器都很困难，更何况是手术植入一个十几万的人工耳蜗了。其实，在发达国家，一半以上，甚至80%～90%的人工耳蜗植入者都是老年患者，而在我们国内90%都是儿童，成人和老年人只有不到10%。上文中已经说过老年人的顾虑，此处不再赘述。可喜的是，现在老年人的观念也在逐步转变。我们就曾为两名大学教授做了人工耳蜗植入手术，每次复诊时看到他们神采飞扬的样子，我们都很敬佩他们对生活质量的追求。

我们相信，随着生活水平的提高，人们渴望追求更高的生活质量，会有越来越多的成人和老年人植入人工耳蜗。

人工耳蜗技术的未来

近年来，科技的迅猛发展简直让人惊叹。手术机器人技术在神经外科、骨科和耳鼻咽喉头颈外科等领域均有所运用，具有创伤小、精确性高和安全性高等优势，能够克服传统手术操作精度低、创伤大和恢复时间长等不足。加之，其自带的导航系统，能避开神经等关键结构，减小误伤的风险，并提高手术的安全性。

目前，耳蜗手术机器人仍处于与手术医师磨合和优化流程的阶段，在微创手术快速发展的背景下，人工耳蜗植入机器人手术必将大有可为。相信不久的未来，人工耳蜗技术会和助听器一样，出现个性化定制。譬如说出现因人而异的长短电极、类型以及言语处理器的编码程序等，并且会加入音乐和复杂环境下的言语听觉。同时会有更具听声辨位，提高患者声源定位能力的电子耳蜗。

目前我们正在进行此方面的探索，相信随着人工耳蜗技术的发展，一切皆有可能。

在"互联网＋医疗"的今天，人工耳蜗远程调机也将不是

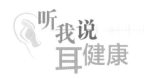

问题，患者可以足不出户就完成调机工作。

也许在不久的将来，我们会通过模拟听觉生理过程技术，制造出仿生耳来重获听力，还会出现隐形人工耳蜗全植入听觉系统，为听力损失者提供帮助。

人工耳蜗植入后的
常见问题

对于家长来说，如何保护好孩子们的"小耳朵"尤为重要，下面总结了一些临床常见问题和大家交流。

植入人工耳蜗后能做体育运动吗？可以沾水吗？

通常来讲，人工耳蜗装置自身具有许多防护功能，例如防潮、防静电、抗冲撞等。但这里仍然要强调植入体不能受到剧烈碰撞。言语处理器也不能沾水，如果沾水，需要加防水保护套。

建议家长如果带孩子进行特别激烈的一些水上运动时，最好事先与临床医生和调机师沟通，寻求专业的帮助。

人工耳蜗植入后会不会发生排异现象？

人体对于进入体内的外界物质都有可能出现排异反应，人

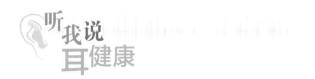

工耳蜗也是一种异物，因此植入人工耳蜗也有排异反应的风险。排异反应主要是植入体所含的硅胶等材料诱发的过敏反应，排异反应分为近期排异反应和远期排异反应，可在植入后发生或数月至数年后出现。但家长大可放心，现在的材料绝大部分都不会引起排异反应。

植入人工耳蜗后听到声音就能开口说话吗？

植入人工耳蜗后能够开口说话的时间要根据以下因素综合考虑。对于语后聋的患者来说，术后开机他就可以听到声音、张口说话，但是他现在听到的与过去听到的是两种声音，需要一定的适应过程。

对于语前聋的患者来说，由于从来就没有听到过声音，他现在听到的声音，就相当于刚出生的婴儿，之后要经过一年的言语康复及一系列的培训，才能恢复听力和言语发育。

植入人工耳蜗后需要调试吗？

一般在术后 1 个月左右进行开机调试，其后每两周调试 1 次，大约历时 3 个月，待调试结果稳定后，每月调试 1 次，然后每半年调试 1 次；特殊情况时，如发现听声障碍、头部外伤

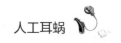

等有可能损坏人工耳蜗编程程序时应随时调试。当然了，最终还是要根据每位患者的情况因人而定。

夏天如何保护人工耳蜗？耳蜗头圈部分发痒怎么办？

首先，尽量不要让耳蜗暴露在强烈的阳光下，防止导线老化出现问题。其次，注意清洁、防潮、保持干燥。可以在头圈部位垫一块头圈大小的纱布贴片，贴在头件线圈上，这样可以避免引起发痒。

言语处理器和植入体一个在体内，另一个在体外，它们是靠什么连接在一起的？

人工耳蜗体外机的言语处理器内置磁感线圈，与体内的接收线圈是通过磁力耦合在一起的。磁力的大小可通过体外线圈的松紧旋钮调节，调节适当的话，一般不会轻易掉下来。

外机丢失了怎么办？

如果不慎将外机部分丢失，除了在可能丢失的地方寻找，还可以与耳蜗公司联系，动员大家一起帮忙想办法寻找丢失的耳蜗。即使最终没能找到，也不需要再次花费 20 多万元去手

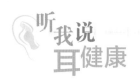

术。因为耳蜗的外机部分是可以单独适配购买的，并不需要手术取出体内的植入体。

平时外机的保养需要注意什么？

作为精密的电子设备，人工耳蜗最怕的是潮湿和灰尘。所以日常最好每周使用两次电子干燥盒。

知识点

清洁方法：最好选择95%的医用酒精，因为它含水量相对较低，不易对耳蜗设备造成不必要的伤害。

戴上人工耳蜗后是不是不能做磁共振检查了？

人工耳蜗作为一个植入体内的产品，在植入到耳蜗后进行磁共振检查会存在一定的风险，风险主要来自几个方面，一个方面是磁场，强磁场的环境下可以使植入体移位，甚至是磁铁的移动或突出，还有可能导致磁铁的转动或是消磁。另一方面是在检测的过程中，脉冲射频可以使植入体温度升高，可以干扰线圈导致植入体的损坏。最重要的一点，即使能做磁共振检查，因为植入体中有磁铁存在，生成的图像中可能会产生伪影，给医生的判断造成一些误差。目前为了迎合未来的发展趋势推出了全新的 Ultra 3D 植入体。Ultra 3D 植入体是可以在 3.0TMRI 环境下无须移除磁铁，无须加压包扎，头部和磁力线处于任何角度进行安全检查的人工耳蜗植入体。

戴上人工耳蜗后可以乘坐飞机吗？

有些机场的安检系统使用的是磁感应的检查门，有可能造成言语处理器里面的电流图消失。不过，您也不用紧张，经过类似安检系统前，可以先关机再通过就可以了。因为言语处理器在关机状态下是可以通过 X 光检查的。机场安检时出示您的医疗诊断证明即可。另外，在飞机起飞和降落时，需要暂时关闭一下，因为言语处理器也是一种微型电子设备，以防造成对飞机的干扰。

人工耳蜗调机的重要性

有人认为戴上人工耳蜗，就打开了有声世界的大门，从此可以回归正常。其实不尽然，因为我们的听觉言语系统并不是一夜之间就建成的，语言本身就是一个非常复杂的系统，就好比古罗马城一样，它是需要时间才能建成的。而植入人工耳蜗的孩子学习语言，也不是一个"速成班"开机就能搞定的。

所以我们常和患者说，做完人工耳蜗植入手术，只代表着我们成功了一半，后续需要患者本人及家属配合做的事情还有很多。

为什么开机后还要不断地调机呢？

有经验的调机师通过定期的调机可以把人工耳蜗的作用更好地发挥出来，使患者听到的声音更舒适、更清楚。

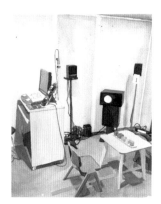

调机室

调机师是如何调机的呢？

成年患者的调机方式与我们的纯音

测听方法大致相同，而小年龄患儿的调机方式则完全不同。调机师会根据患儿的年龄、听龄以及术前是否佩戴助听器等情况，选择不同的调机方法。其中最多的是视觉强化法和游戏测听法。如果患儿实在不能配合调机师进行主观测试，还可选用客观的测试方法，譬如通过电刺激来测试听神经动作电位，通过客观阈值也就是神经的反应来决定刺激参数进行调试等。

对于绝大部分小年龄的患儿来说，因为他们不能像成人语后聋患者那样去和调机师描述其各个程序的使用情况，所以此时患儿家长对调机师的反馈尤为重要！家长所反馈的信息越客观、全面，对于调机师来说越有帮助。

什么是双耳模式调机？

所谓双耳模式就是一侧耳佩戴助听器，对耳佩戴人工耳蜗的双模聆听患者。目前绝大多数机构还不能保证在同一时间同一地点同时调试人工耳蜗和助听器，给患者带来了不便，更主要的是不能及时进行双耳模式的补充和调试。

总之，调机对于所有人工耳蜗植入后的患者来说都是非常重要的。对于年龄小的患者，家长的陪伴和康复老师的指导同样关键，因为孩子和父母在一起的时间比老师要多，家长平时

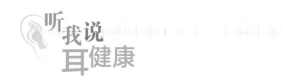

要多与孩子交流，培养孩子的兴趣和聆听习惯，让他们在自然的环境中学习语言和认知周围的一切，只有这样才能更有效地学习语言。

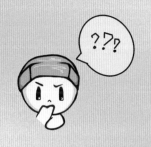

带您了解
耳鼻咽喉
头颈外科的
常见检查

怎么做才能
测准听力

　　来耳鼻咽喉头颈外科看病，做过听力测试的朋友一定记得，首先听力师会把您带进测听舱，然后戴一个耳机，跟您说："一会您从耳机中听到'嘀嘀'的声音，不管声音多小，每次听到后都要举一下手，没听到不要举手，我们先测左耳，再测右耳。"这些话语是在每个测听过程中都要反复交代的。因为要获得准确的听力结果，除了听力师的操作以外，您的正确配合也是关键。为了帮助大家更好地了解测听的相关注意事项，我们特意为大家画了几幅图进行讲解，让我们一起来看看吧！

医生，
上次的"走进听力——纯音测听"
讲得太专业了，你得再给我讲讲啊，
我耳朵一直不灵光，想去医院查查，
我该怎么配合？

好啊！
纯音测听的目的是
看您的耳朵有多尖！

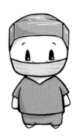

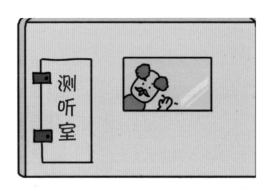

首先，我们会让您进入安静的测听室里。

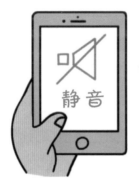

等等，
我先把手机静音。

之后给您带上耳机，
从耳机里，您会听到
"滴滴"的声音。
不管高低大小，
只要听到您就举手。

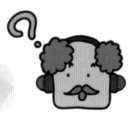

听到一点儿都举手！

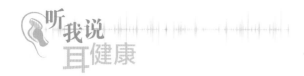

对，听到一声举一下。
再给您带上骨导耳机。

这耳机真奇特，
戴在耳朵后面啊？

您这两只耳朵差得挺多，得给您加上掩蔽了。
您的右耳会听到"呼呼"的风声，左耳还是
"滴滴"声。
听到风声不管，听到"滴答"声再举手。
这是怕您的好耳朵偷听到差耳传来的声音。

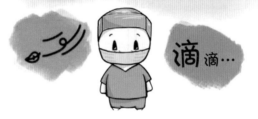

结果出来了，您去找医生看报告吧！

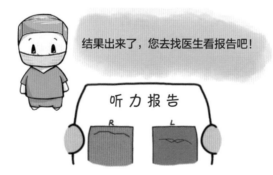

听力报告

224

好的，谢谢您！

看了我们的图解，相信您再去测听力时，一定不会手忙脚乱了吧！

纯音测听是目前能准确反映安静状态下听敏度的主观行为测试方法之一，也是临床上最基本、最重要的听力检查方法。一般来说，纯音测听结果越好，预示着您在安静状态下的听力越灵敏，反之越差。

最后还要提醒大家一句，专业的听力师都是火眼金睛，所以，在测试的时候千万不要耍小聪明，不要听见了装听不见不举手，也不要听不见假装自己听见了，把手举起来，成年人要为自己的行为负责哦。

教你看懂听力图之一
——纯音测听

拿到听力图后，我们该如何知道自己的听力有没有问题呢？听力图上面的符号又都代表什么意思呢，让我们一起来看看吧。

纯音测听包括气导测试和骨导测试。顾名思义气导就是声音通过空气传到我们内耳的过程；而骨导是声音通过颅骨振动传到内耳的过程。

在看懂听力图之前，先给大家介绍一下听力图中的曲线是怎么测来的，还有听力图中的符号都代表什么意思。

什么是听力曲线图？

在整个测试过程中，您的测试耳会听到"嘀"的声音，这个声音有时高、有时低、有时粗、有时尖锐。那是因为它们在不同的频率上发出的。

在安静状态下，每个频率上我们刚好能听到的最小声音的声压级，通常用"分贝（dB）"来表示。将每个频率上测出的阈值标记在听力图上，将这些标记点连成曲线，就是听力曲线。

听力曲线图中的符号都代表什么意思？

听力图上的横坐标代表频率（Hz），纵坐标代表声压级（dB HL）。听力曲线上的符号譬如有以下几种。

"○"表示右耳的气导听阈（即戴上耳机以后测得的听阈）。"×"表示左耳的气导听阈。左、右耳骨导听阈（即戴上骨导振子，像发夹一样的东西）分别以"＞"和"＜"表示；正常情况下，骨导、气导应一致，且都在 20dB 以内。

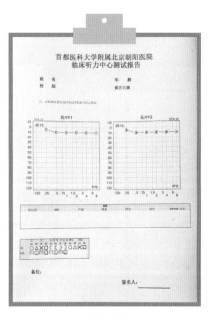

正常听力图

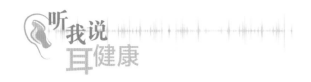

听阈是什么意思呢？

我们常把听觉器官感受声音的能力称为"听力"，临床上评价听力的好坏要找到一个可以用数字来规范的标准，这就是"听阈"。所谓听阈，就是能被人耳听到的最小的声音强度。

听阈是听到声音的门槛，反映了听觉感受器的灵敏程度，听阈越低，表示很小的声音都能被听到，说明听力好；反之，听阈越高，表示很大的声音才能听到，说明听力不好。

所谓平均听阈就是 500Hz、1 000Hz、2 000Hz、4 000Hz 对应的值之和除以 4。气导的平均听力 ≤ 25dB，即为正常听力。平均听阈在 25dB 以上即为听力障碍。

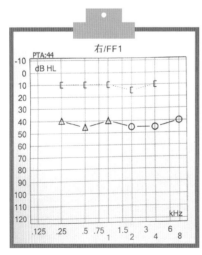

传导性听力损失

根据骨气导的差值，听力损失可以分为以下三种情况。

传导性听力损失　气导听阈提高（大于 25dB），骨导听阈正常（通常小于 15dB），气骨导差值大于 10dB。

传导性听力损失通常由外耳和中耳疾病引起，外耳疾病包括耵聍栓塞、外耳道闭锁以及肿瘤、炎症所致的外耳道狭窄等。中耳疾病包括各种急、慢性中耳炎，中耳胆脂瘤，鼓膜外伤，听骨链脱位，耳硬化症等，其中以中耳炎最为常见。

感音神经性听力损失　气导、骨导阈值均提高（大于25dB），两条曲线几乎重合，即多数频率点上无气骨导差值（小于10dB）。

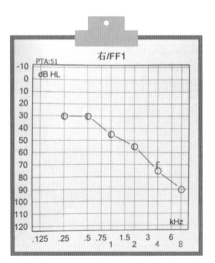

感音神经性听力损失

引起感音性听力损失的疾患有突发性耳聋、老年聋、梅尼埃病、药物性聋、迷路炎、噪声性耳聋、听神经瘤等。

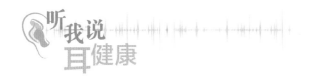

混合型听力损失 气导与骨导听阈均提高（大于25dB），且气导听力曲线降低更明显，气骨导差值大于10dB。

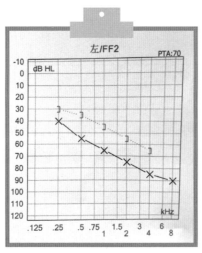

混合型听力损失

引起混合型听力损失的疾患有耳硬化中期、爆震声导致鼓膜穿孔及内耳损伤、急性或慢性化脓性中耳炎并发迷路炎、分泌性中耳炎伴老年聋、听骨链中断伴突发性耳聋、粘连性中耳炎伴梅尼埃病等患者。

如何知道自己的听力损失到了什么程度？

在2021年3月3日，世界卫生组织在最新发布的《世界听力报告》中，采用了新的听力分级建议，制定了最新的听力损失分级标准。

2021 年世界卫生组织听力损失等级和相关听力经验

分级	好耳听力阈值(dB)	多数成年人在安静环境下的听力体验	多数成年人在噪声环境下的听力体验
正常听力	< 20	听声音没有问题	听声音没有或几乎没有问题
轻度听力损失	20 ~ < 35	谈话没有问题	可能听不清谈话声
中度听力损失	35 ~ < 50	可能听不清谈话声	在谈话中有困难
中重度听力损失	50 ~ < 65	在谈话中困难,提高音量后可以正常交流	大部分谈话都很困难
重度听力损失	65 ~ < 80	谈话中大部分听不到,即便提高音量也不能改善	参与谈话非常困难
极重度听力损失	80 ~ < 95	听到声音极度困难	听不到谈话声
完全听力损失 / 全聋	≥ 95	听不到言语声和大部分环境声	听不到言语声和大部分环境声
单侧聋	好耳 < 20 差耳 ≥ 35	除非声音靠近较差的耳朵,否则不会有问题,可能存在声源定位困难	能在言语声、对话中和声源定位存在困难

　　看了以上内容,您是不是能够大致看懂手上的听力图了。不过,一个疾病的诊断除了辅助检查外,更主要的是医生的问诊、患者的病史和体格检查,只有把所有的症状、体征和检查结果结合在一起,才能做出正确的诊断。所以,您千万不要自己妄下结论哦。

教你读懂听力图之二
——声导抗测试

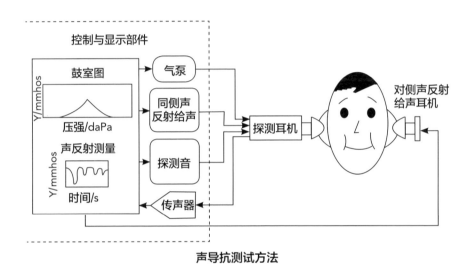

声导抗测试方法

前一篇文章我们一起初步解读了纯音测听的结果，接下来和大家再说说该如何解读声导抗测试的结果吧。

什么是声导抗测试？

声导抗测试又被称为中耳分析仪，它可以用于判断中耳传音功能是否受到影响，比如说是否有中耳积液、是否有咽鼓管功能障碍以及镫骨肌反射的情况如何等。

声导抗测试时需要注意什么?

声导抗测试是一种客观测试,听力师会选择适合的耳塞堵住您的外耳道口,使外耳道形成一个封闭的腔,测试过程中您会感到耳内压力变化。受试者的耳朵如果处于感染急性期伴有流脓流水或者慢性中耳炎伴有鼓膜穿孔的,不能进行声导抗测试。如果受试者外耳道耵聍栓塞时需要清除耵聍后再进行测试。

如何看懂鼓室图?

鼓室图的横坐标代表外耳道压力(单位为 daPa,外耳道压力为 - 400 ~ 200daPa),纵坐标代表声导抗(临床上常以容积替代表示,单位为 ml)。目前临床上不同鼓室曲线图的分型是指选用 226Hz(目前临床上 7 个月以上婴幼儿及成人常用的频率为 226Hz,7 个月以下的婴儿选用 1 000 Hz),按照 Liden-Jerger 的分型标准,根据鼓室图的峰压位置、幅度及整体形态分为以下三型。

A 型(山峰型) 峰值在 0 daPa(正常范围为 - 100 daPa ~ + 100 daPa);峰值幅度(高度)为 0.3 ~ 1.6ml,是正常鼓室图,见于正常人和部分耳硬化症患者。

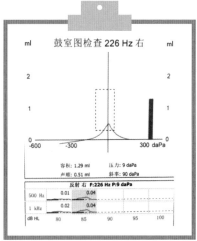

A 型（山峰型）

B 型（平坦型）　鼓室声导抗平缓无明显峰值，峰值幅度（高度）< 0.3ml，多见于鼓室积液和耵聍堵塞患者。

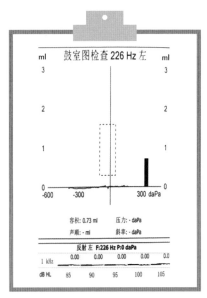

B 型（平坦型）

C 型（偏峰型） 鼓室图形态正常，但偏负压超过 − 150 daPa，幅度在正常范围，多见于咽鼓管功能障碍、轻度分泌性中耳炎患者。

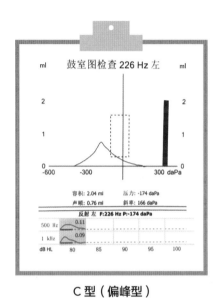

C 型（偏峰型）

A 型鼓室声导抗图中，根据峰值的大小将 A 型分为 Ad 与 As。

As 型 峰值的幅度 < 0.3ml。多见于镫骨固定。

Ad 型 峰压处于正常范围，峰值幅度 > 1.6ml。多见于鼓膜愈合性穿孔和听骨链中断。

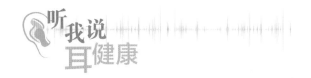

什么时候需要声导抗测试呢?

当您出现耳闷,尤其是耳闷伴听力下降时,需要做声导抗测试;当医生需要全面了解患者中耳功能,判断有无中耳炎等疾病时,需要做声导抗测试;当医生需要了解咽鼓管是否阻塞、鼓膜穿孔是否愈合、分泌性中耳炎是否好转时,也需要做声导抗测试。

总之,单独的声导抗测试结果不能作为诊断听力损失的标准,要结合纯音测听的结果综合分析。让我们一起保护听力,重视听力检查!

教你读懂听力图之三
——新生儿听力筛查

我国从 2009 年 6 月 1 日颁布《新生儿疾病筛查管理办法》后，开始实行新生儿听力筛查。但是在新生儿筛查推广过程中，甚至直到现在，在一些偏远地区还是没有得到很好的落实，这是因为什么呢？

在临床工作中，我们经常见到一些其他省市的家长带着孩子千里迢迢来北京就医，当问及他们是如何发现孩子听力不好时，家长们的回答几乎同出一辙。原来都是在新生儿听力筛查时就知道孩子的听力有可能存在问题，只是都没有当回事。在他们看来孩子对声音是有反应的，没必要进行复筛。随着孩子长大，当同龄的孩子都会叫爸爸妈妈时，他们才发觉自己家孩子的听力有问题。于是，带着孩子开始了漫长求医路。

为什么会出现家长对听力筛查不重视的情况？

我想这和医学知识的普及程度不高有关，导致在一些偏远地区，新生儿家长对于听力筛查不够重视，甚至有些老人对新生儿听力筛查还持有怀疑态度，在他们的认知里刚出生的婴儿

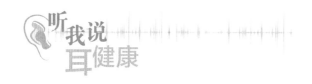

就做检查，对孩子身体不好，以前也没查过听力，大家不都好好的嘛！

这种想法是不科学，甚至是有害的。首先，这项检查在新生儿睡眠过程中就可以完成，是对孩子没有任何伤害的无创检查。其次，孩子听力是否正常不能仅仅通过观察来进行判断，更何况大部分家长没有医学专业知识。至于，孩子听力是否正常，更需要用科学的检测方法，才能做出判断。

新生儿听力筛查到底是怎么一回事？

我国新生儿听力筛查工作起步于 20 世纪 80 年代。新生儿听力筛查作为新生儿出生后的一项常规检查，目的是对听力存在缺陷的新生儿进行早发现、早诊断、早干预。

它是通过专业的听力检测设备进行的一种快速、无创伤、无任何副作用的检查。新生儿听力筛查的首次检查称为"初筛"，是指对每一个新出生的婴儿，在出生后的住院期间（一般是出生 48 小时后至出院前完成），对其进行的瞬态耳声发射测试。新生儿听力筛查的复筛是指初筛没有通过或者漏筛者，应在出生 42 天之内进行复筛。

有些家长对检查时插入孩子耳朵里的探测头存在质疑，担心探头插入耳朵里会不会损伤孩子的外耳道甚至鼓膜呢？另外每个孩子使用的探头有没有消毒？家长们的担心我们也很理解，这一点请大家放心，使用的测试探头是软硅胶制成的不会损伤孩子的皮肤，探头也只是放在孩子的外耳道里，不会触及深处的鼓膜，所以非常安全。另外，工作人员在每位孩子测试前后都会对耳机探头进行消毒。

家长还会担心，孩子这么小该如何配合医生完成测试呢？

新生儿听力筛查需要在新生儿安静状态下完成的，也就是说宝宝越安静，测试时间越快，整个测试过程大约仅仅需要 3 分钟左右。孩子的爸妈们只需要在测试前给孩子换好尿布，让孩子吃饱，最好能够熟睡就可以了。在测试过程中，家长可以抱着孩子，也可以让孩子在婴儿车内侧卧，这样便于医生测试。

如果您的孩子初筛没有通过，也不要过于担心，在出生 42 天左右医生会对孩子进行听力复筛。您只需要记住复筛的时间，在来测试的途中尽量不要让孩子睡得太久，以免到医院检查时孩子不能很好地配合。

复筛时也经常听到家长追问医生，为什么初筛是免费的，

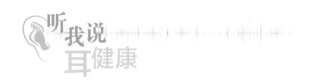

复筛就收费了呢？

因为复筛需要进行两项检测，一项是初筛时做过的瞬态耳声发射检查，这项检查此次还是免费。另一项检查是自动听性脑干反应，主要用于测试孩子的听神经，这项检测是需要收费的。两项检查一起做，可以有效地避免听力损失的漏筛，做到双保险。

现在大家都知道新生儿听力检查的重要性了吧。当然新生儿听力筛查是我们发现孩子听力是否正常的一项重要检查手段，但并不是最终诊断标准。如果您的孩子复筛听力仍然没有通过，就需要您带着孩子及时就诊，尽早明确诊断。

北京市新生儿听力筛查报告单

户籍所在地：	本市	母亲姓名：	筛查地点： 产科初筛
儿童姓名：		性 别：	出生日期：
现 住 址：			联系电话：
高危因素：	无		
筛查方法：	OAE耳声发射：瞬态		筛查结果： 双耳通过
建议：	关注小儿日常听觉行为		
	转入常规儿童保健系统，接受每年一次的听力监测		

筛查机构：首都医科大学附属北京朝阳医院
筛查日期：
筛查人员（签字）：

筛查结果报告

如何解读新生儿听力筛查报告？

通常，新生儿听力筛查报告会用"双耳通过""单左 / 右耳未过"或"双耳未过"等来表示。

这里需要提醒家长的是，即使您的孩子听力初筛通过了，也不代表孩子的听力肯定没问题，因为有些听力损失是迟发型的，如果家长没有及时发现，就会错过言语发育的最佳时期。

假如您的孩子初筛结果是"未通过"，您也不要过于担心，有些孩子是因为状态不佳、发育延迟、耳道和中耳腔有羊水、胎脂等原因造成的。部分孩子随着发育羊水排出等就可以恢复正常，家长只需按时复筛检查即可。

如果复筛"通过"，那就和初筛通过的孩子一样；如果复筛仍"未通过"，就需要进一步查明原因了。

这里需要指出的是，当孩子存在听力损失高危因素时，即使孩子听力初筛通过了，也需在 42 天左右为其进行一次复筛，原因是随着时间的推移，有些高危因素会对听力造成损害。

哪些是导致孩子听力损失的高危因素?

1. 出生时低体重（体重小于 1 500g）。

2. 高胆红素血症，即血清胆红素大于 20mg/100ml。

3. 长期监护或在新生儿重症监护室 48 小时及以上者。

4. 早产儿。

5. 呼吸窘迫综合征。

6. 孕妇高危因素　孕妇为高龄产妇或有宫内感染，巨细胞病毒、疱疹病毒、弓形虫和风疹病毒感染等，孕妇滥用药物和酒精，以及各种因素所致的先兆流产后保胎等。

7. 有儿童期永久性感音神经性听力损失的家族史者。

8. 颅面部畸形或耳鼻咽喉畸形、唇腭裂等。

9. 父母双方或父母单方为耳聋患者或为耳聋基因携带者。

这里呼吁年轻的爸爸妈妈们，千万不要把新生儿听力筛查不当回事，更不要小看这项检查，要知道这项检查可能会影响孩子的一生。

教你读懂听力图之四
——声源定位测试

现国内开展声源定位测试的场所不多，如果您认为自己可能存在声源定位能力下降，可以选择进行该测试。下面就带您一起揭开声源定位的面纱。

声源定位能力的评估可通过行为学测试及量表填写，量表在这里就不展开说了，我们好好讲讲行为学测试。行为学测试目前主要分为三类：角度辨别测试、角度识别测试、空间言语测试。

角度辨别测试是测试受试者在某一角度上最小可以辨别的角度，即最小可听角（minimum audible angle，MAA）。MAA的值越小越好，代表您判别这一角度的声源位置精确度更高。但在每一角度上的MAA值都会有所不同。研究表明，正常听力者辨别正前方声音信号位置的精确度最高，MAA值可为$1° \sim 2°$，其他角度上辨别的能力会有一定规律性变化。对于声源定位障碍者可通过这一测试快速判断声源定位能力有无下降。

但是日常生活中我们不能保证想要捕捉的声音信号一定在

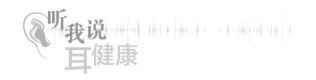

某一点上，为了更好地模拟真实环境中的声音状况，就有了下面的空间识别测试。

空间识别测试，又称角度识别测试，受试者从不同角度放置的扬声器中选择发出声音的扬声器，测试人员根据受试者的表现计算均方根误差（root-mean-square error，RMS error），判断受试者在此角度或此平面上识别角度的偏差范围。正常听力者水平面 RMS error 可为 0，值越大表明受试者对这一平面的声源位置识别能力越差。

空间言语测试是在固定角度上增加噪声干预后，识别目标位置的发出言语信息，计算言语识别率。识别率大于 70% 即为正常。代表受试者在嘈杂环境下能够捕捉到言语信息的能力。

结合角度识别测试及空间言语测试，有助于判断受试者在一般嘈杂环境下能否准确捕捉到想要听的目标信号，并从这一信号中提取言语信息。例如，听力障碍者就可能出现能听见嘈杂的声音，但是不知道该参与谁的话题并交流的情况，导致其生活质量下降，愈发不愿意参与社交。只有通过专业人员对测试信号的控制，了解受试者能力后，给予康复建议，改善声源定位能力，有助于提高受试者的生活质量。

给耳朵滴药您会吗

相信很多患有耳科疾病的患者在就诊后，医生都会开滴耳液或是软膏进行治疗，但是在患者复诊时治疗效果却差别很大，同样是坚持规律用药，为什么有的人效果很好，有的人却不尽如人意呢？这里除了疾病本身的原因之外，还有一个原因就是一大部分患者用药方法不恰当，导致治疗无效。下面我们就通过不同的药物，来介绍正确的用药方法。

硝酸咪康唑乳膏

我们常说的耳朵里面发霉长毛，其实是真菌感染的表现。治疗原则是在彻底清理霉菌及其分泌物后，使用硝酸咪康唑软膏治疗。对于部分感染较重，外耳道渗出物较多，清理不满意的患者，建议加用3%的过氧化氢溶液进行耳浴，然后再用硝酸咪康唑乳膏。

很多患者常常反映，软膏没有滴耳剂用起来方便，很多时候挤了很多软膏，但是常常只在外耳道口，感觉并没有流进去，也就不能起到很好的治疗作用。

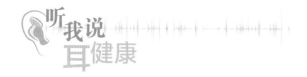

该如何让软膏类的药物流入耳内？

建议您用细棉签蘸取软膏涂抹于外耳道口，不要将棉签放入过深，以防损伤外耳道及鼓膜。具体方法是将患耳朝上，使软膏在人体温度下逐渐融化，从而流入外耳道深部。

双氧水（3% 过氧化氢溶液）

相信很多人都知道双氧水是用来清洗伤口的，同样的道理，它也可以清洗我们的外耳道。因为脓液遇到双氧水时会产生大量泡沫，可以将脓性分泌物从外耳道中带出，起到消毒杀菌的作用。

双氧水使用起来相对简单，我们可以取卧位或坐位，将患耳朝上，药液滴入耳内，滴满为止。接着您会感觉到患耳里响起"咕隆咕隆"的水泡音，不用紧张，这是正常反应。待水泡音逐渐减弱消失后，将耳内药液控出后用细棉签蘸干（棉签不宜插入过深），再滴入其他药液，此过程又称之为"耳浴"。

抗生素类滴耳液

抗生素类滴耳液如左氧氟沙星滴耳液，具有抗菌、消炎、清洁、消毒、止痒、收敛、润滑等作用。主要用于敏感菌引起的中耳炎、外耳道炎、鼓膜炎等。

抗生素类滴耳液使用方法和耳浴的方法差不多。用药时将患耳朝上，一手将耳廓拉向后上方，推耳屏向前，使外耳道变直，另一手持滴耳液滴 3~5 滴入耳内，每日滴 3 次。药液的温度不能过高或过低，因为内耳前庭器官对冷热刺激非常敏感，药液温度过高、过低都会打破内耳的温度平衡，刺激到内耳前庭器官，从而引起眩晕、恶心甚至呕吐。如果是冬天或是药液从冰箱取出时，要将滴耳液放在手心或是腋下加温，温度与体温接近后再使用。滴液后，尽量保持患耳向上 5 分钟左右，期间可用手轻压耳廓或轻拉耳廓数次，使药液充分进入耳内。

3%~5% 碳酸氢钠滴耳液

3%~5% 碳酸氢钠滴耳液常用于软化耵聍和痂皮，滴入后会感觉耳闷、听力下降甚至有胀痛的感觉，这是因为碳酸氢钠把耵聍泡软、膨胀所致。

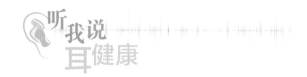

使用方法：每日5~6次，每次滴满外耳道为止，3~5天后复诊，医生依据耵聍的软硬、大小程度取出即可。

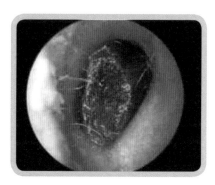

碳酸氢钠治疗耵聍栓塞

酚甘油滴耳液

酚甘油滴耳液具有杀菌、止痛和消肿的作用，主要用于急性中耳炎鼓膜未穿孔及外耳道炎症时。

使用方法：滴入耳内2~3滴，每日3次。穿孔时忌用。任何滴耳剂在使用过程中如果出现刺痛或烧灼感时，都不宜继续使用。

帮您弄明白检查那些事儿

到医院看病，会见到各种各样的检查。譬如说 CT、B 超、磁共振……这些检查您可能都见过也可能都做过，为什么都是"照一照"价格上却又有如此大的区别呢？它们之间的区别又是什么呢？

在工作中，我们经常听到患者说："医生，您直接给我开最贵的那个检查吧，省得做完了不行还要做别的……"其实，不是那回事儿。

今天就和大家讲讲，为什么有时刚刚照了 X 线片没几天，又让做 CT 检查，保不齐过几天又让做磁共振检查，这是不是乱收费啊，还是病情加重了？再说了一天到晚这么"吃线"会不会对身体有损害啊？下面就和大家一一说说它们的区别。

X 线检查

X 线检查就是我们平时经常听到的那句"先去拍个片子吧"，利用穿透性很强的 X 射线给身体部位拍张照片，从而来反映人体组织结构的正常和异常状态。X 线片的结果是平面

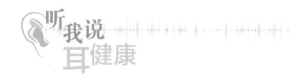

的，影像会相互重叠和隐藏，有时需要多角度拍摄判断。它的优点是经济、方便、快捷等。

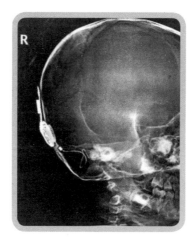

X 线成像下的电子耳蜗

CT 检查

CT 检查是根据人体不同组织对 X 线吸收与透过率的不同，通过电脑计算后处理为二次成像，从而发现体内的细小病变。

优点是密度分辨率高，可观察较精细的结构及病变的细节；横断面图像，可做冠状、矢状重建；可做定量诊断；增强扫描能了解病变的血液供应情况和灌注状态，定性价值高。缺点是图像空间分辨力不如 X 线图像高。增强 CT 检查需使用血管内含碘造影剂，有碘过敏风险。

常用于对眶内占位病变、早期鼻窦癌、中耳小胆脂瘤、听骨破坏与脱位、内耳骨迷路的轻微破坏、耳先天发育异常以及鼻咽癌的早期发现等。

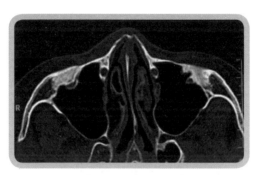

CT 成像下的鼻中隔偏曲

磁共振检查

磁共振检查是把人体放置在磁场中，用适当的电磁波照射检查部位，使之共振，然后分析它释放的电磁波，由于人体中各种组织间含水比例不同，即含氢原子核数的多少不同，则MR 信号强度有差异，利用这种差异作为特征量，把各种组织分开，据此可以绘制成物体内部的精确立体图像。

优点是对软组织分辨率高，能更客观更具体地显示人体内的解剖组织及相邻关系，对病灶能更好地进行定位、定性。不具有电离辐射，对儿童来说也是一项非常安全的检查。缺点是对骨皮质及含气体结构显示分辨率差，装有心脏起搏器者、人工耳蜗植入术后者、眼睛和脑内有金属碎片者以及血管手术后体内留有金属异物者严禁进行磁共振检查。

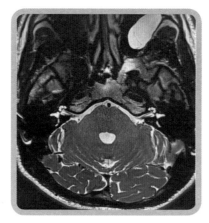

磁共振检查成像

超声检查

超声检查是利用人体对超声波的反射进行观察。它的方向性较好，安全方便，是医生常用的一种诊断方法。超声对涎腺、甲状腺、甲状旁腺、乳腺和浅表淋巴结及血管的检查较其他检查方法具有明显优势。它没有放射性，对人体安全、无害。

至于检查时在您身上涂抹的透明的黏黏糊糊的液体是耦合剂，作用是使探头与皮肤之间有良好接触，有利于声波的传导并提高成像质量。耦合剂是水溶性液体，对人体无毒、无害，检查后擦净或用温水清洗即可。

是不是超声检查前都需要空腹呢？

并不是所有的超声检查都需要空腹。只有在进行腹腔脏器，如肝胆胰脾、腹腔血管及肠系膜淋巴结等超声检查时才需要空腹。空腹是为了减少胃肠道内食糜、气体的干扰，提高成像质量，医生建议检查前清淡饮食。需要憋尿的超声检查项目有经腹部子宫附件、双肾输尿管膀胱、残余尿、前列腺等检查。这些项目进行超声检查前，需要憋尿，适度充盈膀胱，以减少肠管气体干扰。

身体各个部位，分别适合哪种检查？

譬如外伤看骨头，粗看时优先选择 X 线检查，若要进一步观察，可以选择 CT 检查或者磁共振检查，观察隐匿损伤或软组织损伤。颈椎、腰椎等椎间盘疾病需要观察椎间盘与相应的神经根以及这些软组织，最优选择就是磁共振检查，CT 检查主要是观察脊椎骨质增生、椎间孔狭窄。

胸部粗看选择 X 线检查，若要进一步观察，可以选择 CT 检查。X 线检查主要是观察有无肺纹理增多，肺内较大的肿块及主动脉钙化等。胸部 CT 检查显示出的结构更清晰，特别是利于早期肺癌的筛查。

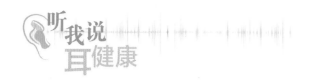
腹部、盆腔除肠道外，一般选择超声检查，如肝、胆、胰、脾肾、输尿管、膀胱、盆腔等实质脏器，超声检查诊断准确率都较高。再有就是众所周知的在孕期对宝宝的检查，以及甲状腺等浅表器官也是超声检查最为清楚。

心脏的检查如涉及检查冠状动脉、结构异常的先天性心脏病可用 CT 检查。其他看心功能用心脏超声就可以了。

有人会问，为什么今天照了 X 线检查，第二天又做 CT 检查，甚至还要做磁共振检查呢？

简单来说，根据疾病的特点，医生会选择简单快速的检查方法，如果检查结果没问题，肯定就不用再做其他检查了，但是如果检查结果出现了问题，才需要再做 CT 检查或磁共振检查，进一步诊断。这样做也是从患者的时间和经济上考虑的。

做 X 线检查、CT 检查和磁共振检查有没有辐射？对人体安全吗？还应注意什么呢？

超声检查、磁共振检查是没有辐射的，但 X 线检查、CT 检查是有辐射的。其实对于普通人群来说一年内辐射剂量不超过 50mSv，一般不会对人体造成危害，这样说吧，做一次 X

线检查所接受的辐射剂量大约是 0.1mSv。做一次 CT 检查所接受的辐射剂量大约是 2mSv。所以说还是安全的。

知识点

mSv 为毫希沃特，是辐射剂量的基本单位之一。

什么情况下需要慎做检查？

1. 儿童、孕妇、哺乳期女性尽量不做X线检查和CT检查。

2. 备孕夫妇在接受 X 线检查、CT 检查前要告知检查医生正处于备孕期。

3. 做 X 线检查、CT 检查前排除检查部位金属异物，以免造成遮挡。

4. 做磁共振检查前，要取下身上所有不必要的金属材料。身体内有起搏器、人工耳蜗、人工关节、支架、瓣膜、节育环等，需要提前告知检查医生。

总之，具体您需要做什么检查，医生肯定是从疾病角度考虑，做出最优选择。

全身麻醉手术后，人是不是会变傻

很多人听到要手术时都很害怕，和他们聊天发现，引起他们恐惧手术的原因，有很大一部分是源于对麻醉的恐惧，担心自己会不会被麻醉了就醒不过来了；担心麻醉不管用会不会很痛；担心会不会手术没做完就醒了；担心全身麻醉术后会不会变傻……接下来就和大家说说麻醉究竟是怎么一回事。

麻醉就是使用药物或其他方法，让患者全身或局部暂时失去感觉，以达到手术能顺利进行的目的。临床上麻醉分为局部麻醉和全身麻醉。

麻醉最早可以追溯到人类历史上最古老的石器时代，应用砭石、骨针或竹针来镇痛治病。大约在两千年前，我国伟大的医学家华佗发明了麻沸散，使外科手术成为可能。可惜由于种种原因，麻沸散的配方没有流传到后世。《黄帝内经》记载中就有针刺治疗头痛、牙痛、耳痛、腰痛、关节痛和胃痛的记载。《神农本草经》中也收载几百种具有镇痛或麻醉作用的药物。

在国外，1846 年 10 月 16 日，牙科医生 William Thomas

Green Morton 在美国马萨诸塞州总医院进行全身麻醉的公开演示，他给患者吸入乙醚进行全身麻醉，患者失去知觉后，另外一名医生切除了患者脖子上的一个肿瘤，前后历时 8 分钟。这一演示立即传遍了全世界，这标志着现代麻醉的开端。Morton 的墓志铭上写着这样的话："在他以前，手术是一种酷刑；从他以后，科学战胜了疼痛"。

全身麻醉是怎么回事儿？

全身麻醉属于麻醉中的一大类，是指麻醉药经呼吸道吸入，或经静脉、肌内注射进入体内，使手术患者痛觉消失、肌肉松弛、反射活动减弱等，这种抑制状态是可以控制的，也是可逆的，在手术过程中，麻醉医生要根据患者的情况及对各项生命体征的监测，调整麻醉药的用量。手术结束，麻醉药物会逐渐代谢消失，患者慢慢醒来。

很多人觉得，麻醉就是扎一针，睡一觉这么简单。

这种说法是错误的，麻醉绝非扎一针就能完成的事。要知道，从术前访视，术中麻醉，到术后镇痛，无时无刻麻醉医生不在您的身边，监测血压、心率、呼吸、血氧、观察手术、计算出血量、计算补液量及尿量、维持麻醉深度、控制麻醉平

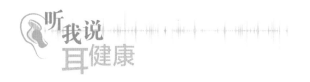
面，做到术中平稳，他们的作用和手术医生是一样的，两者缺一不可。

回到上面我们的疑问，全身麻醉吸入麻醉药后会不会变傻呢？

答案是不会！因为现在使用的麻醉药物既安全又短效，很快就能被人体代谢。麻醉药对大脑的作用是短暂而可逆的，不会损伤中枢神经系统，且无后遗症。所以全身麻醉过后脑子不会变傻。

家长们最担心的莫过于全身麻醉后，宝宝的智力会受到影响。我国每年有成千上万的儿童因需要手术治疗而接受全身麻醉。有些孩子还经历多次手术，但并没有资料显示全身麻醉对孩子的智力会产生不良影响。所以家长不要因为孩子某次智力测试或考试成绩不尽如人意，就把原因归结于手术时所做的全麻。

全麻术后应该注意什么？

成人全身麻醉清醒后，基本都可以正确表达自己的意愿。对于婴幼儿清醒后会有短暂哭闹烦躁现象，但是很快会安静，家长加强看护，防止宝宝因哭闹将绷带或是纱布扯掉就可以了。

术后疼痛是不可避免的事，很多人在使用止疼泵的同时又担心会影响伤口愈合，甚至怕产生药物依赖性。其实有效的镇痛不仅可以缓解伤口的疼痛，还可以让患者改善睡眠，利于伤口恢复。

临床中还有一个常常让医生哭笑不得的问题，明明术前宣传教育已经反复和患者说了，术前 6 ~ 8 个小时要禁食、禁水，但还是有患者吃了东西，问及理由他们的回答常常令我们哭笑不得。譬如有位老人今天要做鼻子手术了，接患者前当医生再次核对问他是不是没吃没喝时，他说："我没喝水，我喝了一袋奶"。还有的说："我没吃饭啊，我吃的是包子"。

您别笑，这些真的是临床上出现过的真实案例。当然从另一方面来讲，也说明我们的科普宣教还是不普及，导致患者对很多医学常识都不了解，至于为什么不让患者吃喝的原因是在手术过程中麻醉药物可能会对消化系统产生不良影响，全身麻醉气管插管时会刺激患者发生呛咳，手术操作可能会刺激腹膜或内脏，这些均会引起患者呕吐。若没有禁食水，可能会把胃里的东西吐出来，一旦误吸入呼吸道，就很有可能窒息危及生

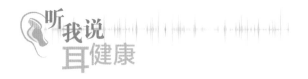

命。所以麻醉前需要禁食水。

总之，任何高水平的外科手术，都离不开麻醉，没有患者的无痛、安静状态，任何手术都将是一句空话。麻醉用于手术治疗，是人类文明巨大的进步。

55检